Gerd Schnack
SITZEN MACHT KRANK

Gerd Schnack

SITZEN MACHT KRANK

Übungsrituale für RÜCKEN, GELENKE und strapazierte NERVEN

Mit 140 Abbildungen im Text

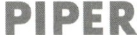

Mehr über unsere Autoren und Bücher:
www.piper.de

Von Gerd Schnack liegt im Piper Verlag vor:
Bonusjahre (mit Frank Elstner)

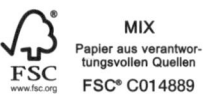

ISBN 978-3-492-06166-7
2. Auflage 2019
© Piper Verlag GmbH, München 2019
Satz: LARIXPRESS GmbH, Bozen
Gesetzt aus der DTL Documenta und der Myriad Pro
Illustrationen: Wolfgang Pfau
Bilder: privat (Seiten 7, 43)
Litho: Lorenz & Zeller, Inning am Ammersee
Druck und Bindung: Pustet, Regensburg
Printed in Germany

Inhalt

Das Wunder der natürlichen Hocke   7

Sitzbeschwerden – ein Nervenproblem   9

Vom Lauf- zum Sitzwesen   19

1. Sitzarbeit, die uns reich und krank macht   19
2. Vom Nomaden zum Sitzwesen   26
3. Der Mensch wurde sesshaft und ging zur Natur auf Distanz   32
4. Mit dem Absatzschuh fing die Misere an   39

Rhythmische Schwingungen, die unser Leben bestimmen   45

1. Die Gesetze des Flüssigen in der Biomechanik   45
2. Die logarithmische Spirale, das prägende Energiefeld der Natur   48
3. Der hohe Stellenwert der rhythmischen Spiralkinetik   53
4. Spiralbahnen, die die Wirbelsäule formen   55
5. Das Spiel der Meereswellen   63
6. Aus der Hocke geboren   72

Anpassung an die Technik durch monotone Sitzarbeit   77

1. Wie langes Sitzen uns den Atem raubt und den Schritt verkürzt   77
2. Sitzen: Ja, aber bitte richtig   82
3. Falsches Sitzen und falsche Bodenarbeit   94
4. Arbeit im Sitzen verkrümmt den Menschen   99
5. Falsches Sitzen in bestimmten Berufen   108

Der Sitznerv Pudendus   113

1. Eine neue Entspannungsstrategie   113
2. Der Beckenboden, eine druckempfindliche Hängematte   115
3. Intermittierende Sitzentlastung   131
4. Höchste Stimulation aller Parasympathikusaktivitäten   133

Wege aus dem Sitzstress   141

1. Dynamisches Gegenschwungstretching gegen entfesselte Berufskrankheiten   141
2. Wirksame Rückenstärkung bei langem Sitzen   168
3. Richtiger Sport gegen Sitzstress   174
4. Das »Anti-Valsalva-Pressing-System«   177
Aufruf: Technikanpassung – richtig in Maß und Dosierung   179

Literatur und Studien   183

Das Wunder der natürlichen Hocke

Aus der Hocke heraus sind wir alle geboren, sie war es, die uns in dieser ersten Entwicklungszeit in einem speziellen Kokon sorgsam behütet hat, sie hat uns geschützt und bewahrt und uns dabei die Liebe unserer Mutter hautnah spüren lassen. Ohne diese Kauer-Power-Position wären wir nie zu dem geworden, was wir heute sind.

Im Kleinkindalter konnten wir uns leicht in dieser Schutzhaltung verstecken, wie ich es getan habe, weil ich schon mit zwei Jahren gerne von zu Hause weggelaufen bin, hinaus in die große Freiheit dieser Welt. Übrigens sehr zum Unwillen meines Vaters. Vor seinem strafenden Verhalten flüchtete ich hinter einem Sessel in meine Hocke, die ängstlichen Augen auf den strengen Vater gerichtet. Meine Mutter stellte sich vor den Vater, um Schlimmeres zu verhindern.

In der Hocke und beim Licht flackernder Kerzen saß ich mit meiner Großmutter im Keller unseres Hauses in Mecklenburg, während die feindlichen Flugzeuge östlicher und westlicher Prägung uns in Angst und Schrecken versetzten.

Später in der Schule, auf der Universität in Rostock und schließlich während meiner chirurgischen Ausbildung musste ich mich zwangsläufig der Umgebung anpassen, in der die natürliche Hocke keinen Platz mehr fand. Die negativen Folgen dieses Verhaltens bekam ich schnell zu spüren: Der Rücken antwortete mit ersten Warnzeichen, und die Achillessehne begann zu zwicken, weil ich schon damals in der Schule mit meinen einsamen Waldläufen begonnen hatte.

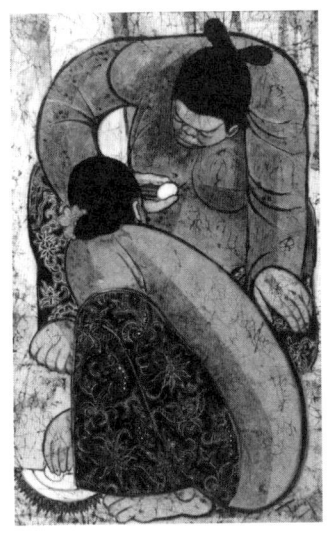

Vorbildliche Flexibilität des gerundeten Rückens, der Wadenmuskeln und Achillessehnen durch den Nullabstand zwischen Sitzbein und den Fersen. [1]

So vergingen die ersten Jahre in der Chirurgie, bis ich die Chance bekam, mein westliches Universitätswissen durch den Kriegseinsatz in Vietnam zu erweitern und den schwer verletzten Kriegsopfern meine chirurgische Erfahrung zu vermitteln. So konnte ich Menschen in ihrer großen Not helfend zur Seite stehen, ich habe aber dieses Land nicht nur nach zwei Jahren als ein Gebender, sondern auch als ein Beschenkter verlassen.

Beschenkt wurde ich mit einer komplexen Form der Gelassenheit, die diese Menschen in Saigon und Da Nang die Kriegswirren in bewundernswerter Weise ertragen ließ. Später ist daraus die Vagus-Meditation hervorgegangen. Gleichzeitig diente die naturrichtige Hocke, von mir als Saigonhocke tituliert, für mich als Vorbild für ein Körperverhalten, das als vorbildlich unter Stressbedingungen anzusehen ist, das wir aber im fernen Westen gänzlich der modernen Technik geopfert hatten.

Das Thema »Sitzen macht krank« hat in Vietnam keine Bedeutung, weil sich die Menschen dort im Alltag grundsätzlich anders verhalten als wir in Deutschland, die wir zwar ein hohes Stressbewusstsein entwickelt, im grauen Stressalltag aber das natürliche Rückenverhalten völlig verlernt haben. In Vietnam lassen sich die Menschen dagegen durch die naturrichtige Hocke durch alle Höhen und Tiefen des Alltags führen.

»Sitzen macht krank« – das ist keine Behauptung, sondern in unserem Technikzeitalter eine nachgewiesene Tatsache, deren Dimensionen ich Ihnen in diesem Buch erläutern möchte. Aber nicht nur das. Es gibt auch Wege, die uns aus dem Sitzstress herausführen. Und diese Wege will ich Ihnen zeigen.

Sitzbeschwerden – ein Nervenproblem

Alle Welt, darunter auch etliche Rückentherapeuten, spricht heute über die chronischen Rückenbeschwerden, die beim Sitzen, speziell bei langer Sitzarbeit am Computer, entstehen. Da dieses gravierende Problem aber häufig lediglich aus der Perspektive der Anatomie betrachtet wird, schränkt man sich auf eine Sichtweise ein, die zu eng und rein auf die mechanische Komponente ausgerichtet ist. Selbstverständlich spielt der überaus komplizierte Aufbau der Wirbelsäule eine nicht unwesentliche Rolle bei dieser Volkskrankheit, die inzwischen zu einem Kernproblem in der Medizin geworden ist. Aber allein die Tatsache, dass durchgreifende therapeutische Erfolge bisher ausgeblieben sind, belegt die Aussage, dass zur Lösung des Problems bisher immer noch nicht die schlüssige Antwort gefunden worden ist, die der Wahrheit am nächsten kommt.

Natürlich ist das lange Sitzen, betrachtet man es aus dem Blickwinkel der Wirbelsäule mit all ihren Gelenken, Bändern, Muskeln und Bandscheiben, zunächst eine biomechanische Angelegenheit. Dem steht aber das gesamte Nervensystem gegenüber, das zum einen aus der Perspektive des Gehirns, zum anderen aus der der peripheren Nerven in Augenschein genommen werden muss. Insbesondere der durch langes Sitzen hervorgerufene chronische Rückenschmerz ist primär eine Einstellungssache, bedingt durch den Ablauf unserer gedanklichen Wahrnehmung. Und wenn die täglichen Gedanken nur noch um die Wirbelsäule mit ihren Sitzbeschwerden kreisen, wissen wir dank der Erkenntnisse der neuen

Neurophysiologie: Unser Gehirn ist durchaus in der Lage, den chronischen Rückenschmerz zu lernen, ihn im Gedächtnisspeicher zu verankern, sodass die objektiven Befunde häufig deutlich hinter den subjektiven Beschwerden zurückbleiben.

Das ist die eine Seite der Medaille. Werfen wir unseren Blick auf die andere Seite, kommt die Anatomie ins Spiel, die klar zeigt, dass die Nerven in ihren peripheren Verläufen das druckempfindlichste Gewebe im Körper darstellen. Eine überaus wichtige Feststellung, die jeder von uns schon mehrmals im Leben am eigenen Leibe machen konnte, denken wir nur an den brennenden Schmerz an der Innenseite des geprellten Ellbogengelenks mit Signalwirkung bis in die Hand hinein. Aus gutem Grund spricht der Volksmund vom Musikantenknochen. Namensgebend ist ein singender Schmerz an der Innenseite eines Ellbogengelenkes, intensiv wirksam und lange in unserer Erinnerung haftend!

Das empfindliche Ulnarisrinnensyndrom
In der Handchirurgie kennt man das Ulnarisrinnensyndrom, das häufig einen »Golferellbogen« überlagert, nicht selten aber allein schon dadurch ausgelöst werden kann, dass nachts der Arm unter dem Kopf liegt. Möglicherweise wird dadurch der an der Innenseite des Gelenks liegende Ellennerv derart traumatisiert, dass ein Nervenkompressionsschmerz die Folge ist. Auch der unsachgemäße Büroschlaf am Mittag mit den abgestützten Armen auf der Tischplatte kann ein Ulnarisrinnensyndrom auslösen, weil der Ellbogennerv (Nervus ulnaris) an dieser Stelle sehr oberflächlich verläuft und äußerst druckempfindlich reagiert.

In der Handchirurgie wird dieser Schaden nicht in jedem Fall sofort operiert, oft genügt ein schützender Watteverband um das Gelenk herum, und das traumatisierte Nervengewebe erholt sich in wenigen Tagen.

Der Schamnerv, der unseren Sitzboden so empfindlich macht

Periphere Nerven existieren aber nicht nur in den Armen und Beinen, sondern auch in der Sitzfläche unseres Beckenbodens, auch wenn diese Region mit großen Muskelgruppen besetzt ist, denken wir nur an die kräftigen Gesäß- und Rückenmuskeln. Der Beckenboden gleicht mehr einer Muskelplatte, obwohl hier wichtige Lücken anzutreffen sind, durch die es häufig zu Harnblasenvorfällen, ja sogar zu Ausstülpungen von Darmschlingen oder gar der Gebärmutter kommen kann.

Beherrscht wird die gesamte Sitzfläche nicht etwa von einem einzelnen Nerv, sondern von einem ganzen Nervengeflecht, dem Plexus sacralis, aus dem der Plexus pudendus und schließlich der überaus druckempfindliche Pudendusnerv, unser Schamnerv, hervorgeht.

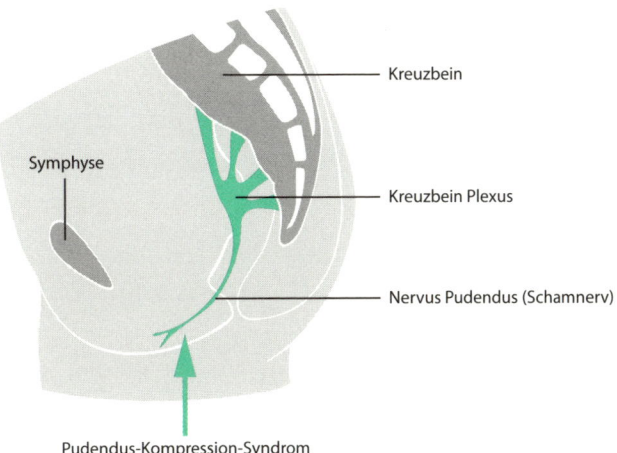

Der Pudendus- oder Schamnerv befindet sich an einer ähnlich exponierten Position wie der Ellennerv, wobei der Pudendusnerv sogar von einer inneren und einer äußeren Druckstufe erreicht werden kann. [2]

Im menschlichen Körper gibt es zwei grundlegende Entspannungs- und Versorgungszentren, die direkt mit unserem Energie- und Überlebenszentrum, dem vegetativen Nervensystem, in Verbindung stehen:

- Das obere Zentrum mit dem zehnten Hirnnerv Vagus, der aus dem Hirnstamm entspringt, wobei er durch den dritten, siebten und neunten Hirnnerv angesteuert werden kann, die neben motorischen Fasern auch gleichzeitig parasympathische Fasern aufweisen. Das Einflussgebiet sind die Brust- sowie die oberen Bauchorgane.
- Das untere Zentrum im Kreuzbeinbereich mit dem Plexus sacralis, aus dem der Pudendusnerv hervorgeht und der den unteren Bauchraum, die Beckenorgane und den gesamten Beckenboden parasympathisch und motorisch versorgt.

Muskelaktivitäten und Tiefenentspannung
Das Bedeutsame am Vagus- und Pudendusnerv ist die Tatsache, dass hier nicht nur motorische Fasern, sondern auch parasympathische Entspannungsfasern zusammen verlaufen, sodass ganz spezielle Muskelaktivitäten gleichzeitig eine Tiefenentspannung auslösen können. Die Vagus-Stimulation funktioniert aus dem Gesichts- und Halsbereich heraus, die Reizung des Nervus pudendus steht mit Muskelaktivitäten des Beckenbodens im Zusammenhang. Doch dazu später mehr.

Sympathikus und Parasympathikus
Stress und stressbedingte Erkrankungen prägen unsere Gegenwart. Dieser fehlerhafte Kreislauf ist lebensbestimmend, weil durch die hohe Dichte zentral zu verarbeitender Sinnesreize gegenwärtig der Kampf- und Fluchtnerv Sympathikus eindeutig die Dominanz im vegetativen Nervensystem aufweist.

Zwei Befehlszentralen bestimmen das vegetative Nervensystem, unser Überlebenszentrum: zum einen das sympathische Kampf- und Fluchtsystem, zum anderen das parasympathische Regenerations- und Entspannungssystem.

Der Sympathikus sichert unsere Existenz durch Kampf und Flucht, gefragt sind körperlich-geistige Antworten, die den ganzen Menschen erfordern. Schnelle und ganzheitliche Reaktionen sichern diesen Alarmzustand, der einen hundertprozentigen Einsatz auslöst, eine allgemeine Mobilmachung in Gang setzt, die uns stets wie ein Blitz aus heiterem Himmel trifft, überfallartig, total, oft sogar vernichtend.

Sein Gegenspieler, der Parasympathikus, hat als Regenerationsnerv alle Zeit der Welt. Er muss von uns persönlich in Aktion versetzt werden, und er begnügt sich auch mit Teilergebnissen, d. h., er fordert nicht in jedem Fall den ganzen Menschen.

Der Sympathikus ist der Kämpfer in uns, der Parasympathikus dagegen der vornehme Gentleman, der sich immer ein bisschen ziert und regelrecht auf die Bühne unseres Lebens gedrängt werden muss. Der wichtigste Nerv im parasympathischen System ist der zehnte Hirnnerv, der Vagus, der immerhin 75 Prozent aller parasympathischen Nervenfasern besetzt, weswegen der Parasympathikus gerne mit dem Vagus gleichgesetzt wird.

Das zeigt auch klar die Anatomie: Der Sympathikus gleicht einer kompakten, ganzheitlichen Kampfeinheit, während der Parasympathikus praktisch zweigeteilt ist, aufgeteilt in das obere, nervöse Leitsystem, das mit seinem Kerngebiet im Hirnstamm angesiedelt ist und aus dem der wichtige Vagusnerv hervorgeht. Das untere, nervöse Kreuzbeingeflecht bildet den Plexus sacralis, der sich im Plexus pudendus fortsetzt und schließlich im Pudendusnerv endet.

Die Anatomie spricht immer eine klare Sprache. Und wenn wir den Stress der Gegenwart unter Kontrolle bringen wollen, müssen wir uns dieser Tatsache stellen. Fakt ist, dass wir gegenwärtig unter Einbeziehung aller meditativen Entspannungsverfahren nur ca. 75 Prozent Abwehrkraft des Parasympathikus gegen den Sympathikus

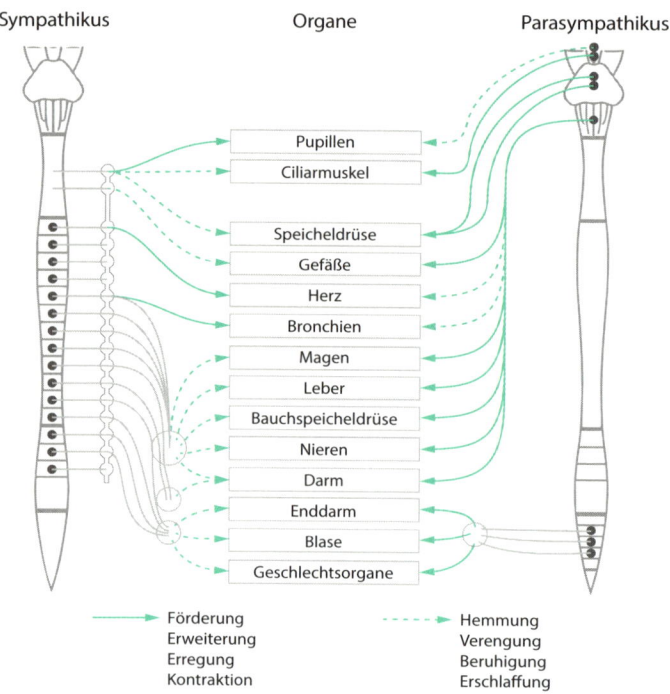

Der Sympathikus erreicht sein Zielgebiet aus dem Rückenmark heraus, wählt als Zwischenstation zahlreiche Ganglien, die im Grenzstrang neben der Wirbelsäule angesiedelt sind. Der Parasympathikus hat sein Kerngebiet im Hirnstamm. Seine Ganglien sind in Organnähe gleichmäßig zwischen Kopf, Hals, Brust- und Bauchraum verteilt. [3]

nutzen. Diese 75 Prozent ergeben sich allein aus der Abbildung durch die Stimulation des Vagus mit seinem Einflussgebiet auf die obere Körperhälfte, auf Herz, Lunge und Bauchraum.

Der durch den Sympathikus hervorgerufene Stress wirkt aber immer total zu 100 Prozent, unsere aktuelle Stressantwort liegt dagegen nur bei 75 Prozent. Allein das belegt, warum sich aktuell an der Stressfront kaum etwas Grundsätzliches ändert. Die stressbedingten Erkrankungen sind nach wie vor auf dem Vormarsch!

Stress trifft also den Sympathikus immer total, ganzheitlich zu 100 Prozent. Dem stellt die parasympathische Entspannungsfront aber nur 75 Prozent Gegenkraft entgegen, eine Rechnung, die nie aufgehen kann.

Dieser Vorgang ist mit einem Ruderboot in einem Fluss vergleichbar. Das Wasser fließt mit einer Fließgeschwindigkeit von 100 Prozent. Sie steuern entgegen, bringen es in Ihrem Boot aber nur auf 75 Prozent Gegenleistung. Was wird passieren? Sie kommen nicht nur nicht von der Stelle, Sie bewegen sich sogar rückwärts!

Neue Hoffnungssignale sind zu vernehmen, denn unser Körper verfügt über gewaltige Selbstheilungskräfte, die nur entdeckt und dann im Sinne der Selbstorganisation auf den Weg gebracht werden müssen. Über ein solches Potenzial verfügt auch jede Pflanze auf ihrem Weg dem Sonnenlicht entgegen, eine ständige Grenzwanderung zwischen Gedeihen und Verderben.

Gegen 100 Prozent Sympathikus-Stress braucht es auch 100 Prozent Parasympathikus-Power!
Ab sofort können wir aber mit der faszinierenden, meditativen Alpha-Power antworten und setzen erstmalig den 100 Prozent Sympathikus-Power die ebenbürtigen 100 Prozent Parasympathikus-Power entgegen. Sie entspricht dem Vagus für die obere Körperhälfte mit 75 Prozent Wirkung und führt durch den Pudendusnerv auch die untere Körperhälfte unter Einbeziehung der Beckenorgane mit in die Abwehrschlacht mit den restlichen 25 Prozent.

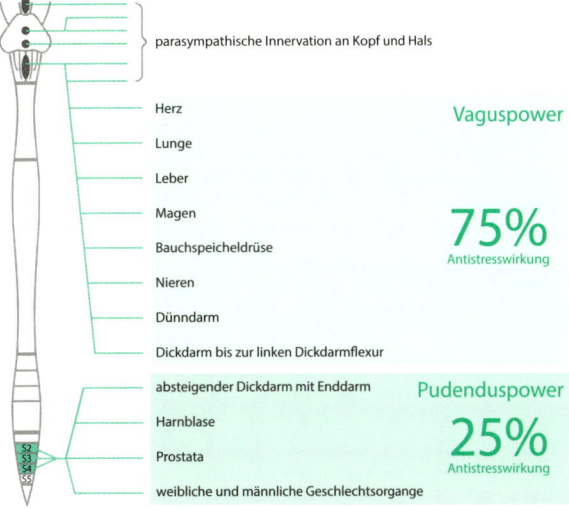

[4]

Das ist die Kraft, die allein aus der Bipolarität erwächst, wie sie durch die Konfrontation der Gegensätze ermöglicht wird, der entscheidende Steuerungsmechanismus des vegetativen Nervensystems im ständigen Wechselspiel zwischen Sympathikus und Parasympathikus oder Vagus. Aus diesem unerschöpflichen Energiepotenzial schöpft auch unser Herz seine grandiose Beständigkeit, ausgehend von der Raumverkleinerung durch die Systole, auf die unmittelbar die Raumerweiterung der Diastole folgt. In diesem Saugstrom wird das sauerstoffreiche Blut in Richtung Peripherie gepresst, wobei die elastischen Aortenwände durch ihre Windkesselwirkung den Flüssigkeitsstrom weiter unterstützen.

Bipolar ist also auch die Arbeitsweise unserer Überlebenszentrale aufgebaut, das vegetative Nervensystem, das von der Medizin als autonom eingestuft wird, das sich aber nur begrenzt selbstständig verhält, auch wenn man die Tatsache berücksichtigt, dass die Herzfrequenz willentlich kaum zu beeinflussen ist und in Ruhe praktisch ihren eigenen Takt schlägt.

Denn tatsächlich ist das vegetative Nervensystem nicht die feste Burg, die von außen nicht zu erstürmen wäre. Mauerbrecher sind drei Hirnnerven, der dritte, siebte und neunte Hirnnerv, die uns den Zugang zu dieser Kommandozentrale der komplexen Tiefenentspannung ermöglichen. Diese drei Hirnnerven führen nicht nur motorische Fasern, sondern auch parasympathische mit sich, sodass bei gezielten Muskelaktivitäten auch gleichzeitig eine Tiefenentspannung »frei Haus« mitgeliefert werden kann.

Mit dieser Antwort auf den Stress ist jeder von uns unmittelbar in der Lage, im schnellen Alltag seine ganz persönliche Tiefenentspannung einleiten zu können, und das mit großem Gewinn für alle Brustorgane und für den oberen Bauchraum. Dabei sind folgende Schritte zu beachten:

- Gehen Sie in die Stille, setzen Sie sich abseits bequem auf einen Stuhl vor einem hellen Fenster und schließen Sie die Augen.
- Der »Cinéma interne«-Film beginnt durch die Blickeinstellung auf die geschlossenen Augenlider. Unterschiedliche Farben tauchen auf, oft mit Gelb beginnend, ebenso punktförmige Einschlüsse im Augenwasser, die »fliegenden Mücken«, die man bewusst ins Visier nimmt.
- Durch gleichzeitige Kehlkopfvibrationen wird die Ausatmung betont, die vom Parasympathikus bestimmt wird. Vibrationen entstehen durch Schnurren, Summen, Singen oder Brummen, auch eine kurze Melodie in ständiger Wiederholung verstärkt die Entspannung.
- Die innere Stimmung wechselt in Wohlklang, eine wohltuende Entspannung gewinnt an Raum, die Zeit verliert jegliche Begrenzung.
- Das Herz schlägt langsamer, der Blutdruck senkt sich ab, die kurze Brustatmung wechselt in tiefe Bauchatmung und die muskulären Verspannungen des Nackens und des Rückens lösen sich auf.
- Diese kurze Vagus-Auszeit wird von vielen Teilnehmern als ein Zeitabschnitt empfunden, von dem sie sich wünschten, dass er nie enden möge!

Diese Vagus-Siesta in der Mittagspause am Arbeitsplatz steigert das allgemeine Wohlbefinden umgehend, Studien belegen sogar eine Leistungssteigerung von 35 Prozent für den restlichen Tag.

Das Rückenproblem der Gegenwart ist also primär eine reine Nervensache, weil der wichtigste Nerv des unteren Bauchraums und des gesamten Beckens, der Pudendusnerv, durch langes, bewegungsloses Sitzen und durch das Pressen aus dem Kopf heraus nach dem Valsalva-Manöver (dazu später mehr) derart unter Druck gesetzt wird, dass die überaus empfindlichen Nervenzellen dem nicht gewachsen sind. Natürlich spielt auch der knöcherne Aufbau der gesamten Wirbelsäule bei der täglichen Sitzbelastung eine Rolle. Vorrangig geht es darum, aus der monotonen Gelenkbelastung bei langem Sitzen herauszukommen, Variationen ständiger Veränderung anzubieten, damit die druckempfindlichen Bandscheibenräume zusammen mit dem Schamnerven permanent entlastet werden können. Auch in der ständigen Auseinandersetzung mit der Schwerkraft der Erde heißt es, wachsam zu sein, um möglichst hohe Erschütterungen zu vermeiden. Dies gelingt etwa durch Gehen auf Böden mit Waldbodeneffekt, durch wiederholte Rückwärtspassagen vor allem auf Treppen oder bei langen Bergabpassagen, wir müssen aber auch auf die Erschütterungssportarten achten. Gleichzeitig sind die Muskeln und Sehnen des Rückens im Auge zu behalten. Aber nicht allein auf den starken Rücken kommt es an, denn hohe Leistungsfähigkeit gibt es nicht ohne Elastizität – ein Grund dafür, dass ich detailliert auf das Faszienstretching eingehen werde, speziell auf die naturrichtige Hocke als Paradedisziplin, die es für uns alle wieder neu zu entdecken gilt. In unserer bedingungslosen Anpassung an die Technik haben wir aber diese Kauer-Power-Position leichtfertig geopfert, obwohl es keine andere Körperhaltung gibt, in der neun Muskel-Sehnen-Gruppen wirkungsvoll entlastet und gleichzeitig gedehnt werden können. Nicht zu vergessen ist die Tatsache, dass wir alle aus der naturrichtigen Hocke geboren sind, sie ist damit unser pränatales Markenzeichen.

Vom Lauf- zum Sitzwesen

1. Sitzarbeit, die uns reich und krank macht

Es beginnt schon am frühen Morgen: Wir nehmen am Frühstückstisch Platz und lassen uns die Brötchen und den köstlichen Kaffee schmecken, erste Tagesinformationen liefern Handy und die Tageszeitung. In gleicher Sitzhaltung begeben wir uns an den Arbeitsplatz, und der ist nun wirklich keine Spielwiese. Eng begrenzt verharren wir in dieser vorherrschenden Zwangshaltung zwischen Arbeitsstuhl und Schreibtisch. Diese programmierte Sitzarbeit verläuft nach monotonen Vorgaben täglich über Stunden, und das ein Leben lang. Dabei gehorchen beide Arbeitshände nur noch den Vorgaben von Motor, Maschine und Computer in ständiger Wiederholung gleichlautender Befehle.

Die vorherrschende Verriegelung unserer Hüft- und Kniegelenke erfolgt nicht in mobiler Habachtstellung in aufrechter Haltung, sondern in inaktiver 90-Grad-Beugeposition dieser großen Gelenke, die damit nicht auf Geh-, sondern auf Sitzmodus geschaltet sind.

Der Mensch im Technikzeitalter ist nicht mehr als Laufwesen erkennbar, er verharrt in sich verriegelt in monotoner Sitzhaltung. Damit sind wir die erste Generation in der Menschheitsgeschichte, die nicht mehr den Grundanforderungen eines aktiven Lebens entspricht. Die Gelenke können ihre mobilen Freiheitsgrade der Bewegung nicht mehr ausspielen, und der Stoffwechsel läuft nur noch auf Sparflamme, dem Rinnsal eines ausgetrockneten Bachbetts vergleichbar, das sich tröpfchenweise im Sand verliert.

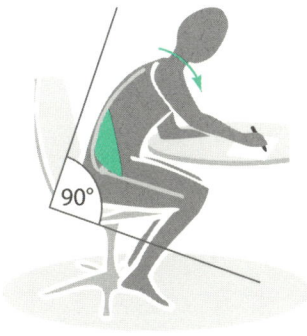

Bei langer Sitzarbeit sind die großen Gelenke der Schultern und der Hüften nachhaltig in Beugehaltung fixiert. [5]

Diese vorherrschende Sitzhaltung beweist: Die Menschheit hat sich endgültig von ihren natürlichen Wurzeln verabschiedet:

- Aus dem aufrechten Menschen, dem Homo erectus, wurde der sitzende Mensch, der Homo sedens. Auslösend hierfür war der Mensch in seiner praktisch-technischen Begabung als Homo faber, der Mensch als Handwerker.
- Dieser Homo faber in seiner Vorliebe für technische Vorgänge brauchte plötzlich eine äußere Stütze, damit seine doppelt abgewinkelte Körperhaltung nach hinten abgefangen werden konnte, ein Gerüst, von dem aus er arbeiten, handeln, planen, reden, reisen, aber auch herrschen und predigen konnte.

Der Stuhl als Herrscherthron
Eingeleitet wurde diese Veränderung des Lebensstils mit dem Herrscherthron, dem Heiligen Stuhl, dem Lehrstuhl, dem Beichtstuhl, dem Chorgestühl in Kathedralen. Es folgten Autositze, Rollstühle, Klavierstühle, Zahnarztstühle, Schulbänke, Ersatzbänke, Sessellifte, Schleudersitze, ja sogar vor elektrischen Stühlen schreckte man nicht zurück.

All diese Sitzhilfen waren plötzlich gefragt, weil der Mensch in seiner vorbehaltlosen Anpassung an die Technik bestrebt war, seine allseitige körperliche Aktivität einzustellen, lief doch die neue Sitzkultur aus Sicht der Biomechanik dem aufrechten Gang diametral entgegen. Der Körpermittelpunkt hatte sich nach unten verlagert und punktförmig auf die Beckenregion ausgerichtet. Ab sofort spielte sich das Leben im Sitzen ab: Man arbeitete in fast allen Berufen im Sitzen, Sitzkonferenzen wurden abgehalten, es wurde zu Gericht gesessen, Probleme wurden ausgesessen, Missetäter mussten einsitzen, und schon in der Schule musste man nachsitzen, auch wenn

Schon in der Schule lernte der Mensch, still zu sitzen, bereits der kleinste Bewegungsansatz wurde als »Zappelphilipp-Manier« geahndet und der Übeltäter ganz einfach zur Strafe in die Ecke gestellt.

man bereits den ganzen Tag auf seinen vier Buchstaben gesessen hatte.

Der Stuhl wird zum Zentrum des vorbestimmten Raums, er schützt die individuelle Sphäre des Einzelnen, und die Kinder wachsen in der Schule in eine festgelegte Sitzhaltung hinein. In diesem künstlichen Raum ist die körperliche Ruhigstellung das Maß aller Dinge, und in dieser Umverteilung der körperlich-geistigen Schwerpunkte wird die verordnete Demobilisierung im Sinne der ausgleichenden Bipolarität von den Betroffenen mit einer neuen Form der Unruhe, der Nervosität beantwortet, zusammengefasst in dem Unwort Aufmerksamkeitsdefizit-/Hyperaktivitätsstörung (ADHS).

Das ADHS-Syndrom wird von der modernen Medizin zur Krankheit aufgewertet und rein symptomatisch mit Ritalin behandelt, obwohl es im eigentlichen Sinn gar kein Krankheitssyndrom ist, denn das Kind reagiert auf die erzwungene Einengung durch ständiges Sitzen vollständig normal: Es beantwortet das verordnete Stillsitzen mit dem Natürlichsten von der Welt, nämlich mit ausgleichender Bewegung. Dabei sind es drei Verhaltensmuster, die Kinder im Technikzeitalter nicht mehr ausleben können:

- Bereits im Elternhaus spielen Kinder kaum noch in Wald, Feld und Wiese, dafür führen die Eltern sie viel zu früh an Spielcomputer und ans eigenständige Fernsehen.
- In der Schulzeit wird ständiges Sitzen erzwungen, es fehlt an Räumen zum Austoben, die jede Klasse für sich reserviert haben müsste, sodass nach zwei Stunden Theorie dieser Ausgleichsraum jederzeit genutzt werden könnte, dabei braucht es Ausgleichsübungen wie Tanzjogging auf dem Trampolin, Balancieren auf einem Seil und Ausboxen mit einem Sandsack für die Jungen im Überschwang ihrer Kräfte. Das kann die

Turnhalle nicht leisten, weil sie ständig von anderen Klassen besetzt ist.
- Die Straße ist heute von Autos blockiert, sodass sie von den Kindern nicht mehr zum Spielen genutzt werden kann, wir spielten noch Treibball in Kindertagen, hatten aber die Straße noch ganz für uns.

Aus dem aufrechten Homo erectus wird durch Sitzen der gebeugte Homo sedens. Die verordnete Bewegungslosigkeit entwickelt den Homo sedativus, der auf diese Ruhigstellung entgegengesetzt mit Rastlosigkeit, Nervosität und Stress reagiert.

Diese Entwicklung, die der Gesellschaft als technischer Fortschritt verkauft wurde, ist in Wirklichkeit ein Schritt in die falsche Richtung. Degenerative Vorgänge im menschlichen Körper sind die Folge, weil man die natürlichen Anlagen des Menschen völlig aus den Augen verloren hatte. Denn wie schon erwähnt: Der Mensch ist von seiner Grundlage gesehen ein Bewegungswesen und darin durchaus mit dem Auto vergleichbar. Und dieses künstliche Produkt landet auf dem Schrotthaufen, wenn es nicht, seiner Grundbestimmung gemäß, täglich in Bewegung gehalten wird.

Sitzen – Fluch und Segen zugleich
Der Stuhl ist Fluch und Segen zugleich, wenn der Mensch nicht bereit ist, das richtige Maß zu finden zwischen der Inaktivität des Homo sedens in seiner Sitzarbeit und dem Homo sedativus, um in der Zeit danach Ruhe, Stille und Entspannung genießen zu können. Durch die richtige Sitzarbeit ist der Mensch imstande, eine gewaltige Wertschöpfung in Gang zu setzen, wenden wir unseren Blick nur auf die vielen Möglichkeiten, die die moderne Computertechnik geschaffen hat. Das allgemeine Volksvermögen ist derart gesteigert worden, dass der Einzelne kaum noch weiß, für welches Angebot er sich entschei-

den soll. Denken wir nur einmal an die Menge all der Autos, die in Deutschland unterwegs sind, sodass der Straßenbau nicht mehr nachkommt, um dieser Übermotorisierung durch den notwendigen Freiraum neuer Wege gerecht zu werden. Zu meiner Kindheit waren Automobile in unserem Land die Ausnahme, und ich erinnere mich, dass ich als kleiner Junge Autokennzeichen gesammelt habe, sauber notiert in einem Heft. Das wird ein Zehnjähriger der Gegenwart nur noch mit Staunen zur Kenntnis nehmen.

Dieser Segen kann aber schnell zum Fluch werden, wenn wir den Ausgleich der Sitzarbeit durch komplexe Entspannungsstrategien unterlassen. Degenerative Erkrankungen sind die Folge, die schnell zu einem Dauerschaden führen, der dann die allgemeine Lebensqualität nachhaltig beeinträchtigt.

So, wie wir heute bei langer Sitzarbeit die stressbedingten Erkrankungen vermeiden, werden wir später entsprechend unabhängig leben, ganz nach dem Motto: »Nicht das Leben mit Jahren, sondern die Jahre mit Leben füllen!« Auf diesem Weg kann uns das vorliegende Buch eine Hilfe sein.

Verdichtete Arbeit

Die Arbeit früherer Jahre war kaum verdichtet. Lange Wegstrecken zum Arbeitsplatz brachten auch lange Pausen der Erholung mit sich. Vorwiegend der Sitzarbeit ist es zuzuschreiben, dass sich die Arbeit heute nahezu auf einen Punkt konzentriert, während man früher oft lange Strecken in Kauf nehmen musste, um an die weiten Wiesen und Weiden zu gelangen. Auf diesen mühsamen Transportwegen passierte relativ wenig, der Bauer konnte in der Regel einschlafen, weil die Pferde den Weg besser kannten als er selbst und die Strecke vom Gehöft zu den Weiden und zurück im »Blindflug« bewältigen konnten.

Durch die schnelle Anpassung an die Technik hat sich Arbeit dramatisch verdichtet, Pausen der Erholung sind in unserer Zeit ohne Zeit kaum noch vorgesehen. Heute arbeitet man konzentriert an einem Platz, der Computer kennt keine langen Versorgungswege, und eine hohe Informationsdichte sorgt dafür, dass der Schreibtisch kaum leer bleibt. Ein Angebot jagt das andere, sodass die zentral zu verarbeitenden Sinnesreize kein Ende nehmen. Pausen der Entspannung und Erholung sind in dieser Multitaskinggesellschaft kaum noch vorgesehen. Bei längeren Wegen zum Arbeitsplatz wird diese Distanz motorisiert zurückgelegt, und bei der Steuerung des eigenen Fahrzeugs muss man sich konzentriert mit einer hohen Dichte an Fahrzeugen auf den Straßen auseinandersetzen.

Die Sitzarbeit hat unser Leben nachhaltig verändert
- Aus dem Laufwesen Mensch wurde das Sitzwesen, und damit begann eine existenzielle Lebenskrise, weil die zugeführte Nahrung nicht mehr ausgleichend verstoffwechselt werden konnte. Die Energieträger Zucker und Fett wurden auf diese Weise zu einer echten Bedrohung. Das Überangebot an Zucker führte zur Entstehung des Typ-II-Diabetes, und das Fett bewirkte über die Arteriosklerose den gefährlichen Bluthochdruck, der nicht selten im Herzinfarkt und im Schlaganfall endet.
- Die monotone Bedienungsarbeit an den technischen Geräten vernichtete den energiefördernden Gegenschwung, sodass muskuläre Dysbalancen die Folge waren, ungleiche Spannungszustände zwischen den Beuge- und Streckmuskeln, die für die Entstehung von Kompressionssyndromen die Verantwortung trugen. Moderne Berufskrankheiten waren und sind die Folge, die unter dem Begriff RSI (Repetitive Strain Injury – Verletzung durch wiederholte Beanspruchung)

zusammengefasst werden. Dabei steht Repetitive für den Wiederholungsvorgang bei beruflicher Belastung, Strain für die hierdurch ausgelöste Verspannung und Injury schließlich für den Folgezustand, die Erkrankung bzw. Verletzung.

- Die hohe Dichte zentral zu verarbeitender Sinnesreize bewirkt eine ständig hohe Erregungsstufe der Gehirnwellen, die kaum noch zur Ruhe gelangen, weil eine Information die andere jagt. Ein innerer Erregungszustand verursacht zentralen Stress, aber nicht nur unter der Woche am Arbeitsplatz, sondern auch am Wochenende, wenn im eigentlichen Sinne Ruhe, Stille und Erholung angesagt sind. Psychosomatische Erkrankungen sind die Folge, nicht selten eingeleitet durch Schlafstörungen, von denen inzwischen mehr als 80 Prozent der arbeitenden Bevölkerung betroffen sind. Danach sind es die Depressionen, die die Menschen krank machen, weil das allgemeine Angstpotenzial der Gegenwart unkontrolliert zugenommen hat. Zukunftsängste beherrschen den Alltag, die Angst um die eigene Sicherheit, die Angst vor dem Krankheitsfall, die Angst vor Arbeitslosigkeit und die Angst vor dem Alleinsein im Alter.

Fassen wir zusammen: Sitzarbeit hat Menschen krank gemacht, stressbedingte Erkrankungen beherrschen den Alltag. Stress wirkt in dreidimensionaler Form: allgemein auf das Herz-Kreislauf-System, peripher auf den gesamten Stütz- und Bewegungsapparat und zentral auf Gehirn und auf das vegetative Nervensystem.

2. Vom Nomaden zum Sitzwesen

Für Nomaden ergeben Stühle keinen Sinn, denn sie sind ständig unterwegs, und das bis zu 70 bis 80 Kilometer täglich. Als Wüstenvölker durchstreifen sie die Landschaft, und wenn ihre Herden die Weiden abgegrast haben, ist auch für sie die Zeit gekommen, sich nach einem neuen Standort umzusehen. Auch die nordamerikanischen Indianer waren Nomadenvölker, die stets den Spuren der Büffelherden folgten, weil die Rothäute von den Büffeln ihren ganzen Lebensunterhalt bestritten. Sie aßen das Fleisch, verwendeten die Büffelhaut als Kleidung und zum Bau ihrer Wigwams, das Fett zum Kochen und die Knochen zur Herstellung handwerklicher Werkzeuge und Pfeilspitzen.

Nomadenvölker erkunden nicht nur durch das Sehen mit den Augen die Landschaft, sie haben zudem einen hoch entwickelten Bewegungssinn: Sie ertasten den Boden mit den Füßen und spielen damit als Barfußgeher die taktile, sensible Gnosis (Erkenntnis) der Fußsohlen aus. Sie »lesen« mit den Füßen die Form und die Beschaffenheit des Bodens und können durch ihre Erfahrung Rückschlüsse darauf ziehen, ob die Landschaft sie über eine bestimmte Zeit ernähren kann. Über diese spezielle Form der taktilen Gnosis erfahren sie schon im Vorhinein, mit welchen Tierarten sie in der neuen Region zu rechnen haben.

Die Nomaden sind auch imstande, durch das angepasste Gehen die Fußsohlen als Gleichgewichtsorgan über die Ohren zu nutzen, sodass frühzeitig ein spezieller Bewegungssinn entwickelt wird, der sich zum einen auf das Gleichgewichtsorgan im Ohr, zum anderen auf die Nervenrezeptoren in den Sehnen und Faszien stützt.

Auf diese Weise wurden die Nomaden ein Teil der Landschaft, wobei all ihre Sinne eine hohe Sensibilität für essenzielle Lebensformen entwickeln konnten. Durch die direkte Kontaktaufnahme der Füße mit dem Boden

> Die Nomaden haben die Landschaften nicht nur mit den Augen erkundet, sondern auch mit der taktilen Gnosis (Erkenntnis) ihrer Fußsohlen – einmal durch den Gleichgewichtssinn der Ohren, zum anderen über den Bewegungssinn der Sehnen und Faszien aus der Propriozeption (Tiefensensibilität) heraus.

Nomaden trainierten nicht nur ihre Beinwerkzeuge optimal, sie bauten auch gleichzeitig eine starke Wirbelsäule auf, über der der Kopf thronte, der damit in der Erkundung der Landschaft in der Halswirbelsäule alle Freiheitsgrade der Bewegung ausspielen konnte.

und durch die hohe Leistungsbereitschaft der Füße, der Knie- und Hüftgelenke entwickelte sich eine überaus kräftige Wirbelsäule, über der der Kopf mit der Halswirbelsäule thronte, weil allein über die ständig wechselnde Blickrichtung alle Freiheitsgrade der Bewegung ausgelebt werden konnten.

Mit ihrem hohen Bewegungssinn konnten die Nomaden relativ schnell die Erkenntnis gewinnen, dass das übliche Stehen mit einem hohen Kraftverlust verbunden ist, weil diese Beinstellung der linearen Mechanik entspricht, in der die unteren Extremitäten parallel ausgerichtet sind – eine Haltung, die in der Natur kaum durchsetzungsfähig ist. Dieses Energiekonzept hat sich in der Natur nicht behaupten können, sodass es praktisch keine geraden Wege gibt. Das wichtigste Energiekonzept aller natürlichen Prozesse ist die logarithmische Spirale: Bäume, Pflanzen, Blumen wachsen in Spiralen und nicht in gerader, linearer Ausrichtung. In der pfeilgeraden Ausrichtung fehlt der energiefördernde Gegenschwung, die kraftspendende Ausholbewegung, durch die jede Spirale besticht und die diese Bewegungsform so wirksam macht. Sobald Bäume und Pflanzen sich gegen widrige Klimabedingungen durchsetzen müssen, schalten sie auf die Spiralspur um, wie ich es im Hochgebirge beobachten konnte, z. B. auf dem Weg zum Monte Cinto, der höchsten Erhebung auf Korsika, hier wachsen die Kiefern bevorzugt in Spiralform dem Sonnenlicht entgegen.

Zum Bewegungssinn der Nomaden gehört also auch die Spiralform, denn diese Naturvölker haben früh die hohe Bedeutung dieser speziellen Schwingungsform erkannt. Sie nutzen sie aber nicht nur für die Bewegung, sondern schon beim langen Stehen, da die Verweildauer im Stand durch die Spirale nachhaltig verlängert werden kann. Diese typische Nilotenstellung wird noch heute von den Steppenvölkern in Äthiopien, Kenia, Uganda und Tansania gepflegt, und zwar mit deutlich verlängerter Verweildauer auf einem Standbein und nicht, wie üblich, auf zwei in paralleler Ausrichtung, weil in der Spiralhaltung nicht nur die längs verlaufenden Rücken- und Beckenmuskeln genutzt werden, sondern auch die wichtigen Rotatoren, die eine betonte Tiefenwirkung aufweisen.

Auch beim Gehen ist die Spiralform der Beinbewegung wesentlich wirkungsvoller beim Frontalantrieb, man setzt das nach vorn schwingende Schwungbein beim Aufsetzen auf den Boden spiralförmig auf, sodass die vordere Standphase von der hinteren Außenkante der Ferse bestimmt wird, wobei der nach vorn schwingende Fuß an der Außenseite des anderen Standbeins aufgesetzt wird.

Das Gehen in Spiralform ist nicht nur leistungsfördernd, es ist einfach attraktiv. Aus gutem Grund erscheinen die Mannequins in dieser Abrolltechnik auf dem Laufsteg, wobei flache Schuhe dieses biomechanisch günstige Laufen unterstützen, denn mit jeder Absatzerhöhung wird automatisch die Fersenlandung auf den Boden erschwert.

Der Mensch der Gegenwart ist dynamisch in gerader Ausrichtung auf den Beinen, wodurch das Abrollen des Fußes in Spiralform und somit der Antrieb allgemein erschwert wird. Auch die kräftigen Gesäßmuskeln können auf diese Weise kaum mit in die Beschleunigung eingebracht werden, weil diese Rotatoren nicht betont gradlinig verlaufen, sondern eine dreidimensionale Tiefenwirkung aufweisen. Die Folge ist eine Dauerkontraktur des birnenförmigen Gesäßmuskels (Musculus piriformis). Wenn man diesen Muskel mit der Nadel anstich, explodiert er regelrecht, weil die angestaute Spannung auf diese Weise entweicht. Doch dazu später. Am unteren Rand dieses Rotators verläuft der größte Nerv des menschlichen Köpers, der Ischiasnerv, der häufig mit einseitigen schmerzhaften Ischialgien reagiert. Die Ursache für diese Dauerspannung des Piriformis ist mit ho-

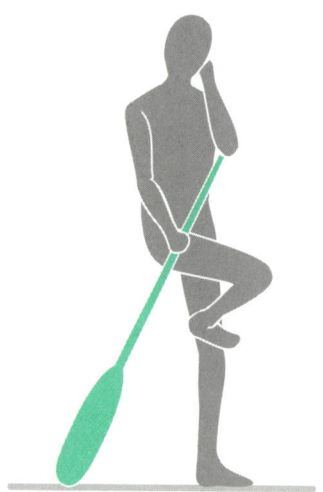

Spiralförmige Ausrichtung des Körpers im Nilotenstand schont Energie, weil hierdurch nicht nur die linear ausgerichtete Muskulatur, sondern auch die Rotatoren in ihrer dreidimensionalen Ausrichtung mit eingebracht werden können. [6]

her Wahrscheinlichkeit der ständige Geradeausgang des Menschen, die der Hund seinem Herrchen aber nicht kopiert, denn beim Spaziergang bewegt sich der eine ständig auf der Direttissima, der andere dagegen in wechselnden Serpentinen.

Erst jetzt verstehen wir die Bionik (Wissenschaft von Biologie und Technik), die seit Langem postuliert: Die Menschheit hätte sich den Irrweg der linearen Mechanik ersparen können.

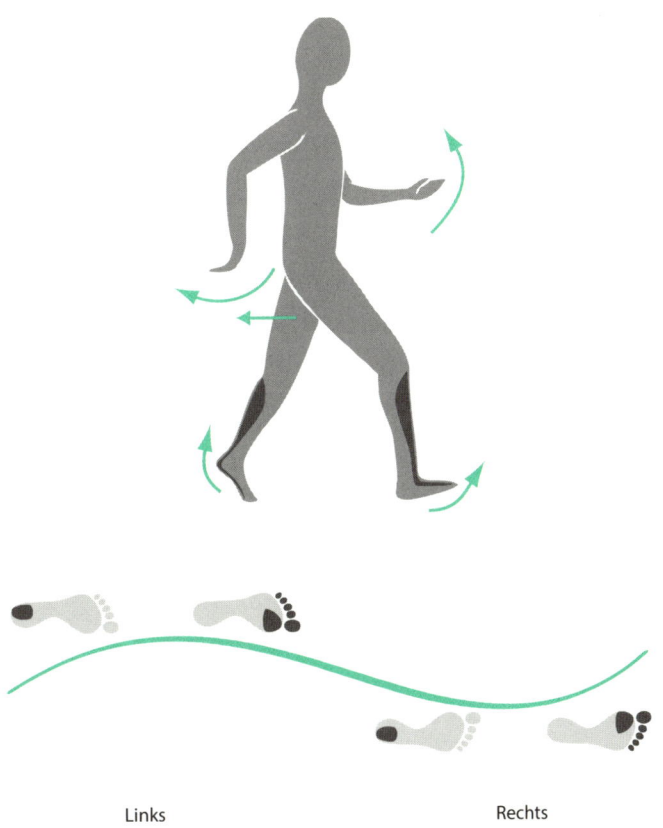

Links		Rechts	
Supination	Pronation	Supination	Pronation
Vordere Fußwandung	Hintere Abstoßphase	Vordere Fußwandung	Hintere Abstoßphase

Die hintere Abstoßphase ist reine Vorfußbelastung durch Wadenmuskel-Achillessehnenschub, die vordere Landephase erfolgt in betonter Fersenbelastung durch Einleitung des äußeren Supinationsschwungs, der eine spiralförmige Abrolllinie zur Folge hat [7].

Erdverbunden mit Schwerpunkt im Becken-Bauch-Bereich

Die Indianer Nordamerikas bevorzugten den erdverbundenen Stand: beide Beine fest am Boden verankert, dabei deutlich fersenbetont mit leicht gebeugten Kniegelenken. Das Becken wurde gering bauchbetont nach vorn verlagert, wodurch die Lendenwirbelsäule ihrer normalen Lordoseschwingung nachkommen konnte. Die Arme hingen locker in den Schultern, in den Ellbogengelenken leicht gebeugt. Alles in allem ruhte der Körper in deutlicher Verbindung zum Erdboden in sich.

Ständige Habachtstellung

Angepasst an die moderne Technik nimmt der Mensch unserer Gegenwart eine ständige Habachtstellung ein, die Schultern sind aufgerichtet und angespannt, die vordere Brustwand wird betont, die Bauchwand in zwanghafter Anspannung nach hinten verlagert. Die Knie- und Hüftgelenke sind gestreckt, weil beide Füße vorfußbetont nach vorn verlagert sind, sodass beide Fersen am Boden kaum verankert sind. Der gesamte Körper scheint nach vorne zu drängen.

Dieses Strammstehen unter dem Vorzeichen »Bauch rein, Brust raus« wird auch heute noch von der englischen Garde vor dem Buckingham-Palast produziert, und nicht selten ist ein orthostatischer Kreislaufkollaps die Folge, weil in dieser Zwangshaltung die Umverteilung des Bluts nicht in natürlichen Bahnen verläuft, sodass das Gehirn in eine bedrohliche Sauerstoffkrise geraten kann.

Das alles kann der vietnamesischen Armee nicht passieren, die sogar beim Appell die naturrichtige Hocke zum Einsatz bringt, die auch für uns als Vorbild dienen kann, wenn sie denn richtig mit abgesenkten Fersen, die festen Bodenkontakt aufweisen, praktiziert wird.

> **Der Homo technicus steht angespannt mit oberem Schwerpunkt im Schulter- und Brustbereich, der Bauch ist krampfhaft eingezogen, die Kniegelenke sind gestreckt. Im betonten Vorfußstand drängen die Fersenbeine überfallartig nach vorn.**

Im Dialog mit der Natur
Naturvölker, die die Erde mit den Füßen erkunden, wie die Indianer, die Eskimos, die Aborigines, die Beduinen, die Pilger und die Wandermönche in Tibet, verfügen alle über ein großes Naturwissen. Sie haben das Leben aus eigener Erfahrung aus persönlicher Aktivität heraus und in direkter Auseinandersetzung mit der jeweiligen Umwelt kennengelernt und sind daher bis ins hohe Alter in der Lage, die Landschaft zu lesen und in enger Verbindung mit ihr zu leben. Nomaden haben ihr ganz persönliches Wissen, das auf eigener Erfahrung gründet, ein Lebenslauf, der in der direkten Auseinandersetzung mit der Natur durch Bewegung geprägt wurde. Dieses Naturwissen wurde nicht angelesen, nicht an Schulen oder Universitäten durch Zweite vermittelt. Es ist im direkten Dialog zwischen Mensch und Natur entstanden.

Nomaden waren bei ihrer Existenzsicherung ausschließlich auf die Aktivität der Arme und der Beine angewiesen, zur Entspannung und zum Ausruhen blieb ihnen die Liegeposition auf einem einfachen Schlaflager, mit Tierhäuten oder Fellen weich abgefedert, oder die wiederholte Hockstellung, das Kauern des Körpers in seiner kompaktesten Form. In dieser Haltung sind die Hüft- und Kniegelenke maximal gebeugt, der ganze Körper sammelt sich um den Mittelpunkt herum. Die einfache Kauerstellung war auch den Nomaden durchaus vertraut, waren sie doch auf diese Weise bereits auf die Welt gekommen und hatten diese Haltung von Jugend an bis ins hohe Alter bewahren können.

Die naturrichtige Hocke der Nomaden
In dieser Hocke stehen beide Füße parallel mit festem Fersenkontakt am Boden, womit die enge Erdverbundenheit ausgedrückt wird. Die Kniegelenke sind scharnierartig nach vorn ausgerichtet, sodass beide Oberschenkel direkten Kontakt mit der vorderen Bauchwand aufnehmen.

Hierdurch wird die Magen-Darm-Passage gefördert. Die Wirbelsäule ist gleichmäßig gerundet, womit die Lendenlordose aufgehoben und vor allem die große Lumbalfas-

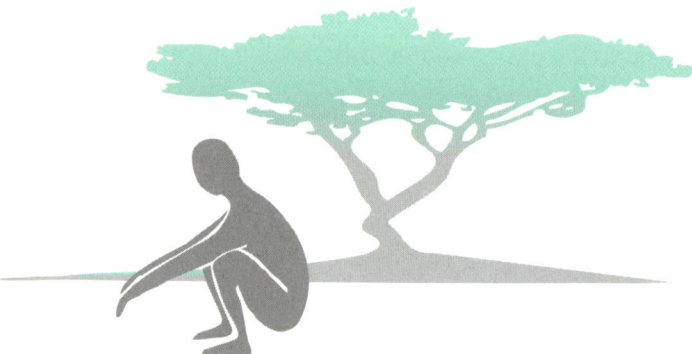

Diese naturrichtige Hocke in ihrer Mittelstellung zwischen der senkrechten und der waagerechten körperlichen Ausrichtung ist der Kristallisationspunkt zwischen dem aktiven Gehen einerseits und der passiven Erholung im Liegen andererseits. [8]

zie optimal gedehnt wird. Der Kopf hängt unterschiedlich stark gebeugt nach vorn und entlastet so die Nackenfaszie. Beide gestreckten Arme liegen auf den Kniegelenken, und die Handflächen hängen gelockert nach unten.

3. Der Mensch wurde sesshaft und ging zur Natur auf Distanz

Nomaden gibt es in unserer Gegenwart nur noch in entlegenen Wüsten- und Steppengebieten, in Nordafrika um die Saharazone herum, in den arktischen Regionen am Nord- und Südpol oder in Zentralasien im Bereich der abgelegenen Wüstenzonen Tibets oder der Mongolei. Zwei Gründe waren dafür entscheidend, dass der Mensch sesshaft wurde: Zum einen ist es der Hang jedes Menschen nach Zivilisation und Komfort. Jeder möchte es für seinen häuslichen Bereich komfortabel, bequem und warm haben, denn die direkte Auseinandersetzung mit der Umwelt, wie sie im Nomadenleben die Regel ist, ist mit vielen Unbequemlichkeiten verbunden. In dieser Konfrontation mit den unterschiedlichsten Landschaftszonen befindet sich auch der Mensch in direkter Abhängigkeit von all den Erträgen, die diese Zone bietet. Sobald aber die Weiden vom Vieh leer gegrast sind, heißt es weiterziehen, um auch in neue Jagdgründe zu gelangen, wo die Wälder wieder mehr Wild und die Fischgründe mehr Fisch liefern können.

Zum anderen haben die Monarchen früherer Jahrhunderte immer darauf bestanden, die Menschen sesshaft zu machen, weil sie dann in der Lage waren, diese Abhängigkeit für sich auszunutzen. Denn jeder Regent lebte entscheidend von den Steuern und Einnahmen, die die Untertanen ihnen liefern konnten. Die Nomaden waren zu ihren Zeiten kaum greifbar, sie waren ihre eigenen Herren, lebten abseits von den Zentren der damaligen Welt und konnten frei über ihr eigenes Schicksal entscheiden.

Die enge Bindung des Menschen an die Natur wurde durch unnatürliche Zivilisationsvorgänge endgültig unterbrochen. Und der Stuhl formte den Menschen vom Lauf- zum Sitzwesen. Von den 24 Stunden des Tages sitzt der Mensch im Durchschnitt sieben bis acht. Damit sind wir die erste Generation in der Menschheitsgeschichte, die nicht mehr den Grundforderungen für einen gesunden Stoffwechsel genügt, wie bereits berichtet. Gefährliche Herz-Kreislauf-Erkrankungen sind die Folge, wobei die moderne Hightechmedizin den Schwerpunkt ihres Handelns ganz auf die symptomatische Behandlung der Zivilisationserkrankungen gelegt hat – ob nun auf chemischem Wege über Medikamente oder rein technisch durch Operationen. Ursächliche Strategien im Sinne der Prävention passen nicht in das Denkmodell der Wirtschaft mit ihrem Schwerpunkt Gewinnmaximierung, wobei sich die moderne Leistungsmedizin in jüngster Zeit den Gesetzen der freien Marktwirtschaft unterstellt hat.

Der Absatzschuh blockierte die Bodenhaftung der Füße
Bis ins frühe Mittelalter hinein war der Mensch auf einfachen Plateauschuhen ohne Absatzerhöhung auf den Beinen, womit der menschliche Fuß beim Gehen und Laufen ständig vollen Bodenkontakt mit der Erde herstellen konnte: Bei der vorderen Fußlandung am Boden konnte die Ferse standfest aufsetzen, um danach in Richtung Vorfuß abzurollen. Das garantierten die absatzfreien Sandalen. Wie bedeutungsvoll dieser Schuh damals war, geht allein aus der Tatsache hervor, dass sich eine Bauerngruppe in Süddeutschland während der Bauernkriege den gebundenen Schuh auf ihre Fahnen schrieb. Das Häuflein um den »Bundschuh« war damals in aller Munde. Als die allgemeine Protestwelle Frankreich erreicht hatte, stürmten die französischen Bauern die Kornfelder der Reichen in ihren typischen Sandalen, die sich Sabots nannten. Der Begriff für den Protest sozialer Ungerechtigkeit war geboren, die Sabotage!

Mit dem Absatzschuh wurde die einfache Sandale verdrängt, wobei natürlich die persönliche Eitelkeit des Einzelnen eine entscheidende Rolle spielte, wollte man sich doch über andere Menschen erheben, um größer und wichtiger zu erscheinen. Die Monarchen dieser Welt waren die Ersten, die auf den Absatzschuh umrüsteten. Ludwig XIV. in Frankreich war es, der die Absätze sogar rot markierte, um so noch besser vor seinem Volk wahrgenommen zu werden.

Heute sind es vor allem die Modebranche, Schauspielerinnen, Mannequins und Fernsehmoderatorinnen, die sich aus Angst, sie könnten von einer Kamera übersehen werden, ohne ihre High Heels kaum noch auf den roten Teppich wagen. Diese Schuhe, die man kaum noch als gehtauglich bezeichnen kann, sind aus Sicht der Biomechanik nicht nur hinten zu hoch, sie sind auch vorne zu eng, sodass in der spitzen Schuhzurichtung der für die Großzehe notwendige Platz nicht mehr gegeben ist. Wenn aber Frauen, die gerne solche Schuhe tragen, in die Jahre kommen, stürzt sich ein ganzes Heer an Fußpflegerinnen auf all die selbst verursachten Hammerzehen, Hühneraugen und Schleimbeutelentzündungen. Sollte die Großzehe in ihrer verbogenen Hallux-valgus-Bildung zu arge Schmerzen verursachen, treten Orthopäden auf den Plan, um mit einer radikalen Operation diese leidenden Wesen zum Laufen zu bringen. Aus Sicht der Unfallchirurgie müssten die Stöckelschuhe von den Berufsgenossenschaften entsprechend gebrandmarkt werden, weil ein Kopfsteinpflaster auf dem Weg zur Arbeit ohne ein Distorsionstrauma im oberen Sprunggelenk in High Heels kaum zu schaffen ist. Nur so konnte es dazu kommen, dass inzwischen die Umknickverletzung des Fußes auf dem Weg zur Arbeit zum häufigsten Berufsunfall entarten konnte.

Im Absatzschuh nach vorn getrieben
Durch die Absatzerhöhung wird der Mensch beim Gehen regelrecht nach vorn katapultiert: Überfallartig, ohne Gegenschwung, kurzschrittig und laut kommt er betont zielorientiert daher, alle Aufmerksamkeit ist nur noch auf das Ankommen ausgerichtet. Das leise, elastische, geschmeidige Gehen der Nomaden oder der Indianer ist diesen Technikwesen völlig unbekannt. In der freien Natur würden die Tiere alle in die Flucht geschlagen werden, weil sie einen solchen Lärm nicht gewohnt sind. Dieses naturunrichtige Verhalten hat seinen Preis, einmal in den bereits geschilderten Fußerkrankungen, zum anderen aber auch in der provozierten Stressspannung der Waden-Achillessehnen, die bis in die Lendenwirbelsäule hinein strahlt. Die Nachtschmerzen sind oft so stark, dass die Frauen nicht mehr ruhig schlafen können, weil sie von Wadenkrämpfen geplagt werden.

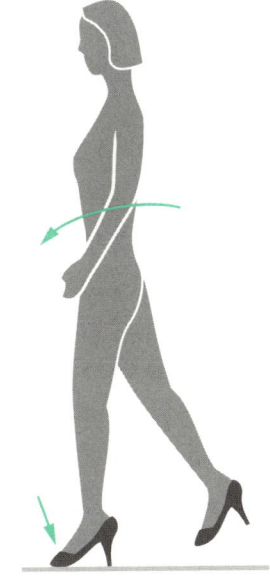

Jede Absatzerhöhung macht Waden- und Rückenstress. [9]

Rückenschmerzen dank Absatzschuh

Der Absatzschuh verursacht aber auch Rückenbeschwerden, was mit der Dauerspannung der Waden-Achillessehnen zusammenhängt. Dazu muss man wissen, dass jede isolierte Anspannung der Wadenmuskeln automatisch auch eine Stressspannung in der unteren lumbalen Rückenmuskulatur nach sich zieht. Dieses Zusammenspiel der Muskeln funktioniert nach dem Zuggurtungsprinzip, einem Verbundsystem, das Sie auch bei Ihren Schnürsenkeln anwenden. Beim Zug an den Schnürsenkeln setzt sich dieser Spannungsbogen in der gesamten Länge fort, wobei in der Richtungsänderung (Öse im Schuh, Gelenk im Körper) die Spannung von der Beugeseite zur Streckseite überspringt.

Die monotone Technikanpassung erfasst aber nicht nur die unteren Extremitäten durch das absatzbetonte Vorfußgehen, betroffen sind ebenso die Arme und Hände. Dabei ist die chronische Vorfußbelastung durchaus mit der Beugebelastung der Hände an unterschiedlichen Tastaturen vergleichbar. Hier sind es Wadenkrämpfe, Achillessehnenbeschwerden oder das Tarsaltunnelsyndrom, an der Hand ist es der Beugestress der Fingersehnen bei allen Arbeitsvorgängen, der das Karpaltunnelsyndrom zur häufigsten Berufskrankheit der Gegenwart werden ließ.

Der Computer verbiegt den Menschen

Die Nomaden, aber auch die früheren Viehzüchter und Ackerbauern, sie alle waren mit ihren handwerklichen Geräten ständig in Wald, Feld und Wiese unterwegs. Kraft und Elastizität waren hier gefragt. Entsprechend gleichmäßig ausgebildet war der muskulöse Körper, der Stoffwechsel wurde durch die intensive körperliche Arbeit auf hohem Level gehalten.

Mit der Anpassung an Motor, Maschine und Computer wurde dieses ausgewogene System auf den Kopf gestellt,

Beim absatzbetonten Gehen und Laufen entsteht aus Sicht der Biomechanik automatisch eine chronische Anspannung der unteren, lumbalen Rückenmuskulatur.
Der Spannungsbogen beim absatzbetonten Gehen verläuft wie folgt:
1. Spannungsbogen Fußsohle mit Zehenbeuger – Achillessehne – Wadenmuskeln.
2. Spannungsbogen Oberschenkelstreckmuskeln.
3. Spannungsbogen Gesäßmuskeln, lumbale Rückenmuskeln mit der großen Lumbalfaszie.

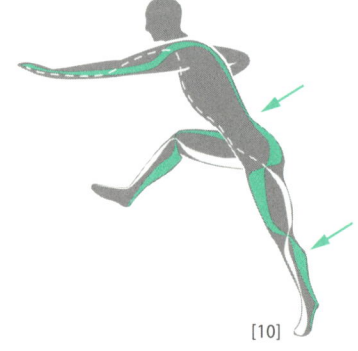

[10]

denn plötzlich agierte die Arbeit der Hände, die sich optimal auf Äxte, Hämmer, Sensen und Schaufeln eingestellt hatte, nur noch im monotonen Minimalmodus, betonte

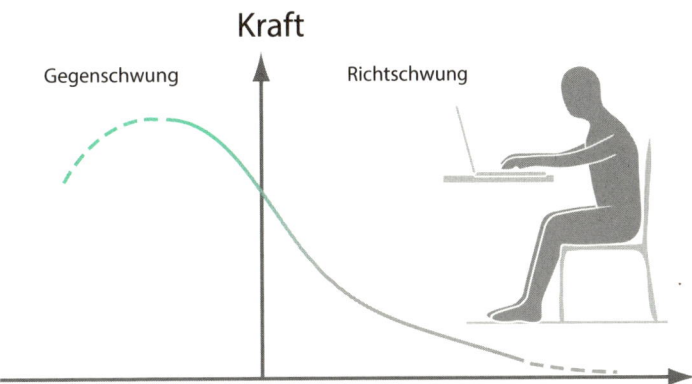

Durch den vernichteten Gegenschwung verliert der Mensch kostbare Energie (ca. 40 Prozent Verlust). [11]

Beugebelastung wurde unter Dauerbelastung abgefragt, in der die Finger bei der vorherrschenden Tastenposition lediglich wie kleine Klavierhämmerchen funktionierten. Einseitig frontbetonte Arbeit stand im Vordergrund, die Hände wurden vorrangig als verlängerte Hebel technischer Instrumente missbraucht. Im Dauereinsatz befanden sich nun die kleinen Muskeln der Arme und Hände, denen zudem der energiefördernde Gegenschwung genommen war.

Diese einseitig frontorientierte Bedienungsarbeit verkrümmt den Menschen auf Dauer, sodass er sich im Alter nur noch mühsam aufrichten kann und alle Gelenke, die Wirbelsäule eingeschlossen, fast sämtliche Freiheitsgrade der Bewegung einbüßen.

An den monoton belasteten Armen und Händen entstehen schmerzhafte Kompressionssyndrome, sogenannte Engpassphänomene, weil wichtige Handnerven Muskelengen passieren müssen, die jetzt unter Dauerdruck stehen. Die Folge: Nervenleitungen werden unterbrochen. Dem steht eine Medizin gegenüber, die von ihrem Handlungsangebot Gebrauch macht und auf operativem Wege die vorherrschenden Kompressionssyndrome der oberen Extremitäten angeht.

Das Mausklick- oder Karpaltunnelsyndrom

Auf diese Weise wurde das Karpaltunnelsyndrom (Mausklicksyndrom) zur häufigsten Berufskrankheit der Gegenwart, die aber in den Kliniken nicht mehr ursächlich, sondern symptomatisch angegangen wird. Aus Sicht der Handchirurgie handelt es sich um einen relativ einfachen Eingriff, der aber bereits zuvor prä-

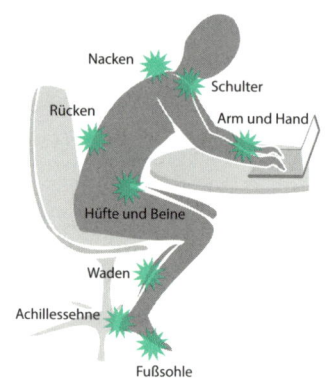

Kompressionssyndrome der oberen Extremitäten und Rückenbeschwerden prägen die Schmerzlandkarte bei langer Sitzarbeit. [12]

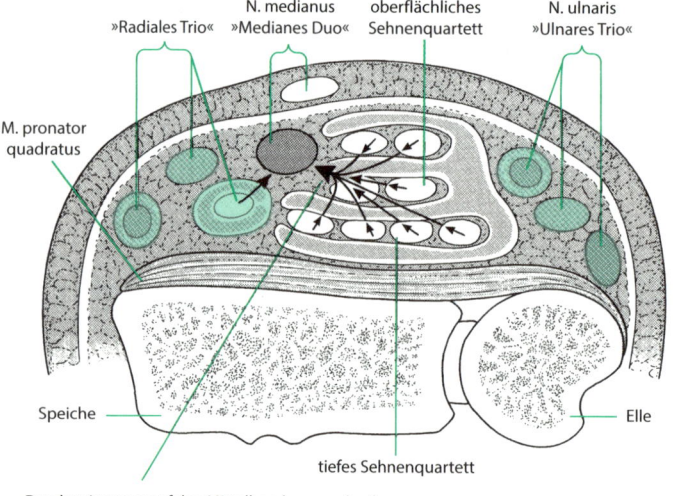

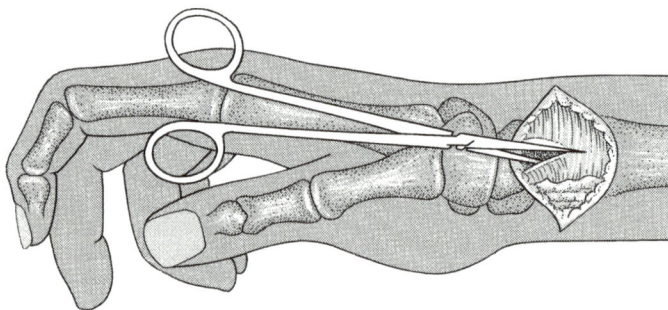

Alle Beugesehnen der Finger müssen durch den engen Karpatentunnel, Blockaden bei Überbelastung in Tastposition sind die Folge. Der Chirurg sprengt lediglich die äußere Tunnelwand. [13]

ventiv durch Gegenschwungstretching gelöst werden könnte.

Ein Vergleich mit der Deutschen Bahn kann dieses Ereignis näher erklären. Beim Karpaltunnelsyndrom handelt es sich um ein Engpasssyndrom, bei dem der wichtige Mittelhandnerv nicht mehr durch den beugeseitigen Handgelenkskanal gelangen kann. Durch die monotone Belastung der Finger in Beugestellung sind die zehn Beugesehnen allesamt so geschwollen, dass sie den begleitenden Nerv unter Druck setzen, sodass schmerzhafte Dauerschäden verbleiben könnten, wenn der Druck nicht vom Nerv genommen wird.

Vergleichbar ist dieser Schaden mit einem Güterzug, der zu viel Langholz geladen hat und in der engen Tunnelröhre festsitzt. In dieser Alarmsituation kennt die Notfallmannschaft der Bahn nur eine Lösung: Der überladene Waggon wird sofort von einigen Stämmen entladen, bis die Lichtweite des Tunnels wieder über dem Güterzug liegt.

Der Güterzug mit dem geladenen Holz entspricht den Beugesehnen, die Tunnelwand dem Karpaltunnel, der Handchirurg entlädt aber nicht den Güterzug, er sprengt ganz einfach den Tunnel!

4. Mit dem Absatzschuh fing die Misere an

In die mehr oder weniger heile Welt des Kindes bricht schon bei Zweijährigen die unerbittliche Zivilisation ein. Das ist vielfach der Zeitpunkt, an dem die Mütter ihre Zöglinge auf Absatzschuhe stellen, zwar noch gering in der Höhe, aber der Anfang für eine bedenkliche Dysbalance ist gemacht. Von Jahr zu Jahr werden die Absätze höher und höher, sodass mit Schulbeginn der Dauerschaden nicht mehr aufzuhalten ist. Zwei biomechanisch grundlegend falsche Verhaltensmuster prägen dann den Alltag:

- Die Absatzerhöhung bewirkt eine chronische Verkürzung der Wadenmuskeln einschließlich der Achillessehne, sodass in der Hocke die Fersen nicht mehr bis zum Boden abgesenkt werden können.
- Der Zivilisationsschaden durch die falschen Schuhe wird weiter durch das andauernde Sitzen in der Schule in einer Mittelstellung zwischen »Baum und Borke« verstärkt. Denn der sitzende Mensch wird in dieser Haltung seiner grundlegenden, bipolaren Prägung nicht gerecht, er sitzt weder in der Energiespeicherposition der naturrichtigen Hocke, noch hält er sich in der aktiven Körperstreckung auf. Denn monotones Sitzen und nicht die ausgleichende Bewegung steht jetzt auf dem Tagesplan. In dieser Sitzhaltung sind die großen Gelenke der Extremitäten, die Schultergelenke, sowie die Hüft- und Kniegelenke permanent in einer 90-Grad-Stellung gebeugt, in der Gehen und Laufen nicht mehr stattfinden kann. Diese vorherrschende 90-Grad-Sitzstellung ist mit einem Taschenmesser vergleichbar, das

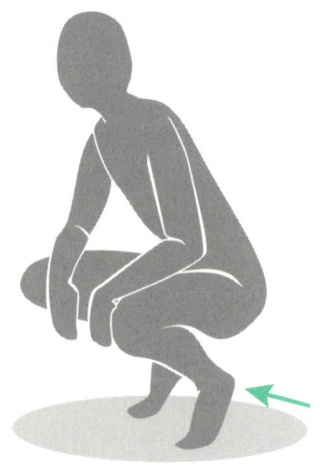

Die europäische Krampfhocke zeigt den bretthart aufgerichteten Rücken, die Innenmeniskusbelastung der nach außen verdrehten Kniegelenke und die angehobenen Fersen durch die verkürzten Wadenmuskeln. [14]

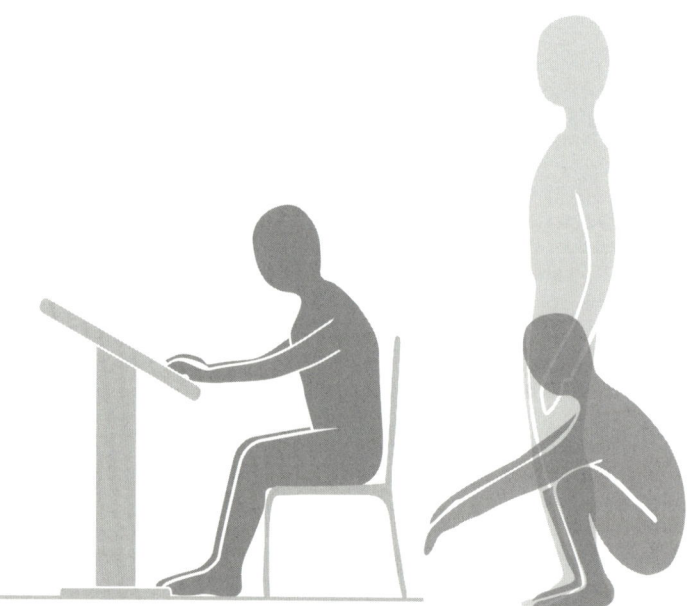

Bewegungsradius eines Kindes in der Schule aus der Hocke heraus zwischen Körperstreckung und Entspannungshocke. [15]

> Der Absatzschuh und das Sitzen auf einem Stuhl in 90-Grad-Beugestellung sind der hohe Preis der Zivilisation, den der Mensch zahlen muss. Rückenschmerzen, Kniearthrosen und Waden- und Achillessehnenstress sind die Folgen.

halb geschlossen in die Tasche gesteckt wird. Es ist weder zur Verteidigung noch zur Versorgung vorbereitet, man kann sich sogar leicht daran verletzen.

Die naturunrichtige Hocke – ein Zugeständnis an die Zivilisation

Die naturunrichtige europäische Krampfhocke ist die Folge, und sie beginnt mit den angehobenen Fersen, wodurch die Wadenmuskeln und die Achillessehnen nicht über ihre Grundlänge hinaus gedehnt werden. Die wiederholte Längenerweiterung der Muskel-Sehnen-Kette ist aber sehr wichtig, weil nur in diesem Zustand die notwendige Sauerstoffversorgung auf hohem Niveau gehalten werden kann. Das ist aber noch nicht alles. Chronische Fehlbelastungen stellen sich auch an anderen Abschnitten des menschlichen Körpers dar.

In der naturunrichtigen Hocke werden die Kniegelenke unter starker körperlicher Belastung nach außen verdreht. Diese Außenrotation führt zu deutlichen Überbelastungen des Innenmeniskus, der sich durch seine starke Anbindung an die Gelenkkapsel nicht ausreichend nach hinten verlagern kann. Hierdurch gerät die Knorpelscheibe zwischen Schienbeinkopf und innerer Oberschenkelrolle in eine Zangenwirkung, die das Gewebe langsam zermürbt, sodass häufig schon durch eine ein-

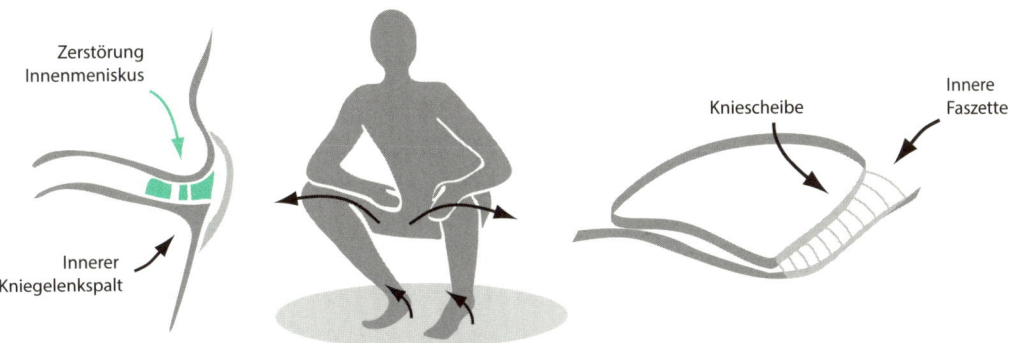

Verspannter brettharter Rücken bei angehobenen Fersen und hohe Innenmeniskusbelastung durch die nach außen verdrehten Kniegelenke. [16]

fache Körperdrehung – einen einfachen Gelegenheitsvorgang – der Innenmeniskusriss auftreten kann. Dieser Schaden ist dann häufig die Ursache für eine schmerzhafte Kniearthrose.

In dieser falschen Zivilisationshocke findet gleichzeitig eine hohe Vorfußbelastung statt, die die Waden-Achillessehnen in Anspannung versetzt. Durch den bereits geschilderten Schlingenaufbau der Muskulatur (Zuggurtungssystem) geht jedoch diese Wadenanspannung mit einer starken Anspannung der unteren lumbalen Rückenmuskulatur einher, sodass in dieser Fehlhocke der Rücken in keiner Weise entlastet wird. Das erkennt man in der brettharten Ausrichtung der gesamten Wirbelsäule, auch der Spinalkanal wird nicht erweitert.

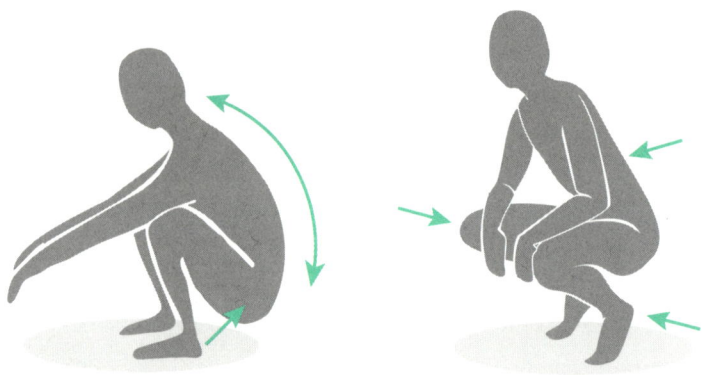

In der naturrichtigen Hocke ist der Rücken bogenartig gerundet, der Spinalkanal maximal geöffnet, die Kniegelenke sind scharnierartig nach vorn ausgerichtet und beide Fersen haben in paralleler Ausrichtung festen Bodenkontakt. [17]

Die naturrichtige Hocke ist auch ein optimaler Leistungstest für den Nachweis der Elastizität des Rückens und der Waden-Achillessehnen. Aus der europäischen Krampfhocke mit angehobenen Fersen heraus versuchen Sie, die Fersen zum Boden abzusenken. Sind allerdings Rückenmuskeln, Waden-Achillessehnen zu kurz, ist der Sturz des Körpers auf den Rücken nicht zu verhindern.

Gesund durch die naturrichtige Hocke, krank durch die naturunrichtige europäische Krampfhocke
Keine Rückenentlastung in der naturunrichtigen Hocke: dagegen hoher Innenmeniskusstress mit der Gefahr der Rissbildung und der Entwicklung einer späteren Kniearthrose, falsche Belastung der Kniescheiben, keine Entlastung der Waden-Achillessehnen.
Hohe Rückenentlastung in der naturrichtigen Hocke: Optimale Knieausrichtung in Scharnierstellung, gleichmäßige Lastverteilung im Knie, in der Kniescheibe und im Innen- und Außenmeniskus, Dehnung der Waden-Achillessehne, der unteren Rückenmuskulatur mit erweitertem Spinalkanal.

Wie die Saigonhocke den Vietnamesen im Krieg half
Im Gegensatz zu uns Deutschen sind die Vietnamesen Sandalengänger. Nicht wegzudenken ist im Alltagsbild die Saigonhocke, wie ich dieses Verhalten nenne, das mich bei meinem Kriegseinsatz in den Bann gezogen hat. Rücken-, Knie- oder Wadenprobleme, die ich in Deutschland in der Chirurgie kennengelernt habe, sind in diesem Land praktisch unbekannt. Aus Sicht der Biomechanik ist diese Tatsache darauf zurückzuführen, dass diese Saigonhocke das Alltagsbild in nahezu allen Situationen prägt, auf den Märkten, in den Straßen oder zu Hause, immer und überall taucht dieses Körperverhalten auf, wie das folgende Bild auf der Hauptstraße Saigons beweist, die Vietnamesin macht alles richtig, der deutsche Kollege von der »Helgoland« alles verkehrt.

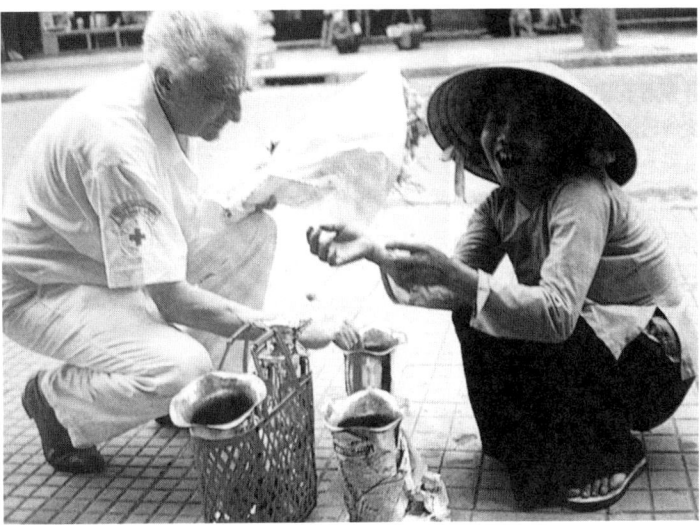

Die Saigonhocke und der Ho-Chi-Minh-Pfad
An dieser Stelle wage ich die kühne Behauptung, dass die Saigonhocke in jedem Falle mit dazu beigetragen hat, den starken Amerikanern im Vietnamkrieg die Stirn zu bieten. Für die Amerikaner waren plötzlich ihre Gegner unsichtbar geworden, abgetaucht in den unterirdischen Ho-Chi-Minh-Pfad, der aufgrund seiner Enge ohne die Kau-

erposition der Saigonhocke kaum passierbar war. Die groß gewachsenen GIs waren kaum in der Lage, ihrem Gegner zu folgen, und griffen auf technisch-chemische Hilfsmittel zurück. Sie schickten ihre schweren B52-Bomber, die das Entlaubungsmittel Agent Orange sprühen mussten, ein gefährliches Gift, das auch bei Menschen schwere gesundheitliche Schäden verursacht, unter denen die Vietnamesen noch heute zu leiden haben. Wie sich jetzt herausstellt, haben die Bomberpiloten ihre Pforten beim Angriff auf das Mekongdelta schon über Da Nang geöffnet, wo auch wir mit dem Hospitalschiff »Helgoland« vor Anker lagen. Bis heute habe ich aber noch von keinen Schäden erfahren, die unsere damalige Besatzung davongetragen haben könnte.

Rhythmische Schwingungen, die unser Leben bestimmen

1. Die Gesetze des Flüssigen in der Biomechanik

Das Wasser wird gerne als das Blut der Erde bezeichnet. Seine biomechanischen Gesetze bestimmen auch unsere Körpernormen, denn der Mensch besteht bis zu 70 Prozent aus Wasser, wobei sich dieser Anteil im höheren Alter weiter verdichtet. Das Flüssige wirkt auf der Erde, aber auch im menschlichen Organismus wie ein Sinnesorgan, das äußerst sensibel auf alle Widerstände und Hindernisse reagiert. Dies hängt mit der hohen Fließeigenschaft des H_2O-Moleküls zusammen, seiner extremen Anpassungsfähigkeit durch notwendige Formveränderungen, die ihren Ausdruck in Wellenbewegungen, Wirbelbildungen oder in Volumenschwankungen in Verbindung mit dem Mond durch Ebbe und Flut finden.

Rein lineare Strömungen sind dem Wasser fremd, sie treten eigentlich nur dann auf, wenn der Mensch in sei-

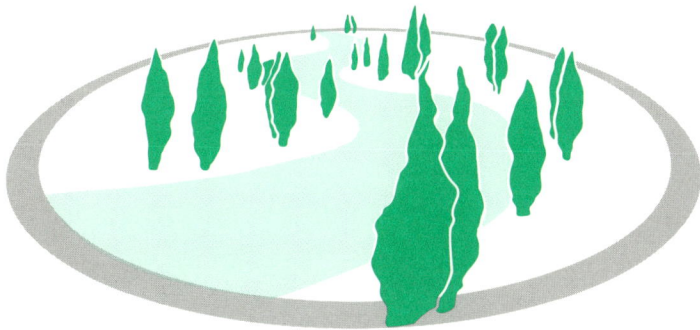

Natürliche Flusslandschaften sind durch schwingende Mäander geprägt, die das Wasser kontrolliert zur Mündung treiben [18].

ner einseitigen Ausrichtung Einfluss nimmt und den natürlichen Flussverlauf in einen geraden Kanal verwandelt. Damit wird dem Strom nicht nur seine Vielfalt der Formgestaltung genommen, das Wasser nimmt zudem an Geschwindigkeit zu und strebt zielorientiert der Mündung entgegen. Ein kanalisierter Fluss mit seiner laminaren Strömung, seinem schnellen Wasser ohne Wirbel und Wellen entspricht unserer modernen Lebensauffassung, die ebenso zielorientiert im Sinne der linearen Mechanik vorgenommen wird, ganz nach dem Motto: »Alles rennet, rettet, flüchtet!«

Grenzflächensituationen prägen die Welt der Bipolarität
Schwingungen besonderer Art sind allerdings das Wesen des Wassers, dabei wirkt diese Welt in ihrer prägenden Bipolarität mit in diese Vorgänge hinein, z. B. wenn schnelles Wasser auf langsames trifft. Eine typische Grenzflächensituation tritt in Erscheinung, wie sie in der intakten Natur bei jedem Wechsel von einem Extrem zum anderen zu beobachten ist. Erwähnen möchte ich eine spezielle Grenzflächenmanifestation, nämlich die Morgendämmerung beim Übergang der Nacht in den Tag: Ein verschwommenes Zwielicht ist die Folge, in der die Gegenstände eine besondere Ausstrahlung erfahren und an Faszination gewinnen.

Dieser besonderen Ausstrahlung der Grenzflächenfaszination war bereits der Künstler Pablo Picasso auf der Spur. Er beherrschte seine Malerei perfekt, beginnend mit Abbildungen, die dem Natürlichen sehr nahe kamen. Bald wurde er dieser Vorstellung aber überdrüssig und versuchte, seinen eigenen Weg zu gehen, dargestellt durch Grenzflächen, indem er die Perspektiven vertauschte und andere Zusammenhänge schuf, die dann auf ihre Weise eine besondere Faszination ausstrahlten.

Auch in der Musik kennt man diese Grenzflächenfaszinationen, wenn etwa Glenn Miller in seiner betö-

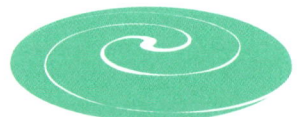

Trifft schnelles auf langsames Wasser, so entsteht ein Wasserwirbel, auf der nördlichen Halbkugel mit Rechtsdrall, auf der südlichen im Linksdrall. [19]

renden »Moonlight Serenade« Akkorde zum Ausdruck bringt, in denen die Töne nicht harmonisch klingen, sondern sich gegenseitig in Reibungsakkorden begegnen. Dadurch gewinnt diese Serenade erst ihre Einzigartigkeit, analog zu den Wasserwirbeln in einer natürlichen Flusslandschaft, die dem Strom seine Lebendigkeit vermitteln.

Bewegtes Wasser und der menschliche Körper
Wasserwirbel sind spiralförmige Turbulenzen, die Energie freisetzen und das Wasser mit dem Sauerstoff der Luft in Verbindung bringen. Wellen und Wirbel treten in Erscheinung, die dem Flüssigen eine bestimmte Form aufdrücken, wobei diese Formbildung sich vom Flüssigen auch auf die festen, körperlichen Bestandteile der Materie überträgt. Betrachten wir nur die bizarren Muster, die das Meer seinen Küstenregionen aufdrückt. Auch diese Landschaftsformen sind einer ständigen Veränderung unterworfen, nehmen wir allein die Nordseeküste, die vom Wasser ständig geformt und verändert wird. Sogar der Mensch muss seine Häuser räumen, wenn er, wie vor Kampen auf der Insel Sylt, dem Meer in seinem Expansionsbestreben zu nahe gekommen ist.

Doch der Stempel, den das Wasser allen Küstenregionen dieser Welt aufdrückt, ist nicht der spektakulärste – auch der menschliche Körper ist voller Spiralen, die vom Blut geformt werden. Sie brauchen nur ihre Fingerkuppen zu betrachten und werden hier eins der Wunder sehen, die nur die Spirale leisten kann, denn das spiralförmige Zeichen Ihrer Fingerkuppen ist einmalig auf dieser Welt, das nur Sie als Ihr persönliches Markenzeichen nutzen können.

Auch unsere DNA-Struktur ist eine Spirale, wie könnte es anders sein, denn nur in dieser Speicherform können all die Erbfaktoren nacheinander gespeichert werden, die unsere Persönlichkeit zu dem machen, was sie ist.

Die Wunderzeichen unserer Fingerkuppen
Dieses individuelle Kennzeichen des menschlichen Körpers ist einmalig, denn es gibt keine Wiederholung, trotz der Milliarden Menschen! Wo aber liegen die vielen Variationen auf der kleinen Fingerkuppe von nur 1,5 bis 2 cm Größe? Ein echtes Wunder der Schöpfung!

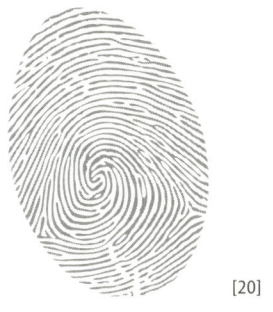
[20]

2. Die logarithmische Spirale, das prägende Energiefeld der Natur

Wasser und Blut imponieren als die eigentlichen Formgeber der Materie und der unterschiedlichen körperlichen Erscheinungen. Das prägende Abbild des Wasserwirbels ist die logarithmische Spirale, die auf ihre Weise zum eigentlichen Energiekraftfeld aller natürlichen Erscheinungen aufsteigen konnte. In dieser logarithmischen Spirale steht der sich ständig verdoppelnde Windungsabstand (nach jeder Umdrehung) für den explodierenden, exponentiellen Wachstumsschub in allen natürlichen Prozessen, denken wir nur an die Blütenpracht in Sibirien nach einem besonders kalten Winter (Bipolarität). Die logarithmische Spirale steht aber auch für die optimale Aufteilung der Proportionen nach dem Goldenen Schnitt. Damit ist die Natur nicht nur unerschöpflich in ihrem Wachstum, natürliche Erscheinungen sind einfach schön!

Bäume, Wälder, Blumen, Rosen wachsen in Spiralen dem Sonnenlicht entgegen. Das ist der Weg, der ihnen den optimalen Energieschub verleiht. Verlassen sie allerdings diese Erfolgsspur, so verwelken sie.

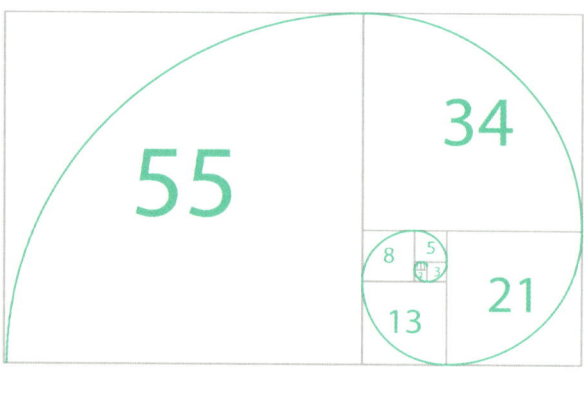

Mit jeder Umdrehung verdoppelt sich der Windungsabstand, das wird durch Zahlen ausgedrückt, die die Fibonacci-Reihe ergeben. [21]

Linear	1	2	3	4	5	6	7
Fibonacci	1	2	3	5	8	13	21

DNA, Herzmuskel, Spermien und ihr spiralförmiges Turboaggregat

Über das Blut als die prägende Flüssigkeit im menschlichen Körper wird auch der menschliche Organismus von zahlreichen Spiralen bestimmt, es beginnt mit dem Spermium als Turboaggregat, findet seine Initialzündung in der DNA und setzt sich bis in den Herzmuskelaufbau hinein fort.

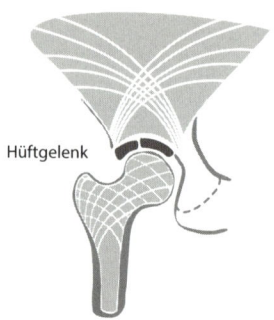

Hüftgelenk

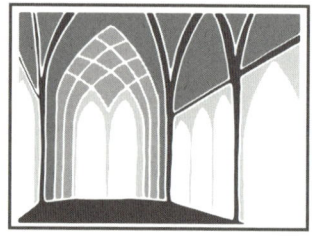

Bis in die Knochenstrukturen hinein wirken Spiralen, die Trabekel gleichen den gotischen Verstrebungen in unseren Kathedralen, die so ihren Ewigkeitswert ausdrücken. [22]

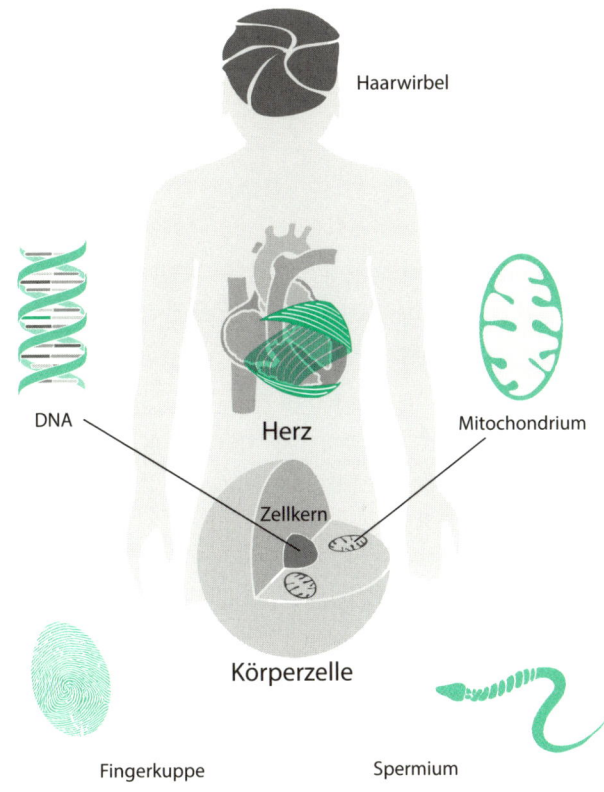

Auch der menschliche Körper ist voller Spiralen, die als Energiekraftwerke wirken und die Beschleunigungskräfte freisetzen. [23]

Je langsamer unser Herz in Ruhe schlägt, umso mehr Energie erhält es. Jetzt verstehen Sie auch, warum ausdauertrainierte Herzen, die in Ruhe langsamer schlagen, mehr Sauerstoff erhalten, als die untrainierten, deren Herz in Ruhe schneller schlägt und damit wertvolle Energie verschleudert.

Das Herz arbeitet also nicht als Motor, sondern im Sinne der logarithmischen Spirale zwischen den Extremen Raumverkleinerung und Raumvergrößerung nach den Vorgaben eines Düsentriebwerks. Das ist die Grundvoraussetzung für die hohe Leistungsfähigkeit menschlicher Organsysteme, denn das Herz erhält nur in der kurzen Pause der Diastole ihren notwendigen Sauerstoff, in der Arbeitssystole der Raumverengung wird der Herzmuskel für diesen Moment von jeglicher Sauerstoffversorgung abgeschnitten.

Aber auch die Wirbelsäule als Zentrale des Stütz- und Bewegungsapparats ist spiralförmig aufgebaut. Das gilt übrigens auch für den schlingenartigen Aufbau der Muskulatur und bis in die Sehnen- und Knochenstrukturen hinein.

Die Zusammenarbeit des oberen und unteren Sprunggelenks

Die Spirale ist in Wirklichkeit ein Universalkonzept des optimalen Energietransfers, denn sie legt bei der menschlichen Bewegung die Grundlage für das reibungslose Zusammenwirken der Bein-Wirbelsäulen-Achse. Dabei stellt das obere Sprunggelenk zusammen mit dem unteren die Basis in diesem Konstruktionsaufbau dar. Legt man eine Gerade als Bewegungslinie in diesem Gelenkaufbau, verlaufen beide Linien rechtwinklig zueinander: in horizontaler Ausrichtung im oberen Sprunggelenk und in fast senkrechter Form im unteren Sprunggelenk. Will man beide unterschiedlichen Verlaufsrichtungen harmonisch zu einer koordinierten Bewegung zusammenbringen, wie in diesem Fall zum Abrollen des Fußes am Boden, muss die Spiralform das eigentliche Bindeglied abgeben. Nur so wird gewährleistet, dass der Fuß am Boden

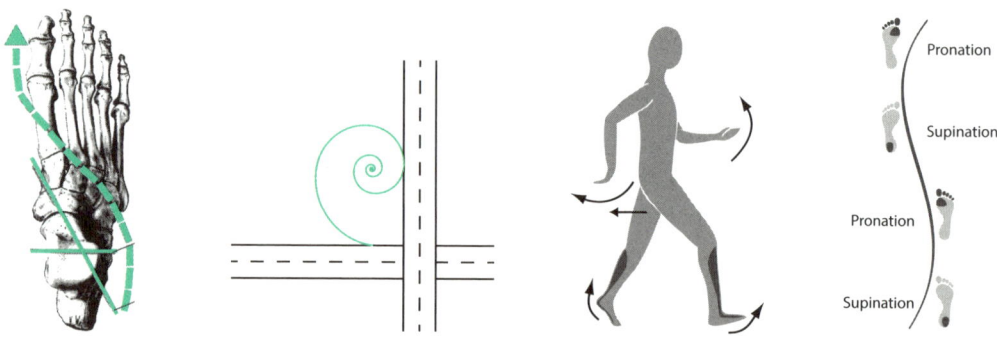

Im oberen und unteren Sprunggelenk laufen zwei Bewegungsachsen unterschiedlicher Richtung aufeinander, wollen sie zusammenkommen, muss die Abrolllinie des Fußes am Boden eine Spirale sein, analog zur Verbindung zweier Autobahnen, wobei der Zubringer von einer zur anderen nur über eine Spirale erfolgen kann. [24]

spiralförmig zwischen Ferse und Vorfuß wechseln kann. Es beginnt mit dem Supinationsschwung beim Abkippen der äußeren, hinteren Fersenkante nach außen und unten, dann schwingt der Fuß mit dem nach vorn drängenden Körper in Richtung Vorfuß, dabei kippt die vordere Innenkante im Pronationsschub nach innen und unten, sodass das Körpergewicht über das kräftige Grundgelenk der Großzehe abgestoßen werden kann.

Über das zweite Bewegungssegment folgt jetzt der spiralförmige Schlingenaufbau der Muskulatur, ein typisches Zuggurtungssystem, wie es auch in der Industrie seine Anwendung findet, z. B. bei der Anlage einer Drahtcerclage, die wir auch in der Knochenchirurgie verwendet haben, wenn eine Schlüsselbeinfraktur stabilisiert werden sollte:

- Erstes angespanntes Muskelsegment, beginnend in der Fußsohle, einschließlich Achillessehnen und Wadenmuskeln.
- Zweites Bewegungssegment ist die streckseitige Oberschenkelmuskulatur, die unter Überspringen des Kniegelenks von der Beuge- zur Streckseite erreicht wird.
- Drittes Segment durch Seitenwechsel des Hüftgelenks zur Streckseite des Beckens mit der kräftigen Gesäßmuskulatur und einfließend in die untere, lumbale Rückenmuskulatur. Allein aus diesem Spannungsverlauf geht hervor, dass jede Anspannung der Wadenmuskeln mit einem gleichzeitigen Spannungsaufbau der lumbalen Rückenmuskulatur einhergeht, sei es nun beim Gehen in Absatzschuhen oder bei der Betätigung des

Muskelschlingen sind Spannungsbögen, die miteinander spiralförmig in Verbindung stehen. Dieses Zuggurtungsverfahren bewirkt, dass bei Anspannung der Waden gleichzeitig die untere Rückenmuskulatur in Stressspannung gerät, sei es beim Gehen in Absatzschuhen, in der europäischen Krampfhocke mit ihrer starken Vorfußbelastung oder bei Gasgeben mit dem rechten Fuß im Auto. [10]

Gaspedals im Auto, das allerdings nur mit dem rechten Fuß erfolgt.
- Der spiralförmige Spannungsbogen zieht dann in das vierte Segment, das von der Wirbelsäule gebildet wird. Aber auch hier tritt die Spiralstruktur wieder deutlich in Erscheinung, nicht nur im zentralen Achsorgan, sondern sogar im Bereich der kleinen Wirbelgelenke.

Das Flüssige als formgebende Substanz ist also auch im Aufbau und in der Funktion der Wirbelsäule entscheidend. Hier spielen die extremen Eckpunkte der Spirale, bestehend zum einen aus der Hocke als Energiespeicherposition, zum anderen aus der absoluten Körperstreckung für die Energiefreisetzung, eine wichtige Rolle. Bei unserer Schreibtischarbeit befinden wir uns aber stets in der Mittelstellung zwischen beiden, sodass wir nie richtig entspannt sein können, andererseits aber auch viel zu selten bei der Körperstreckung der Energie freien Lauf geben. Ein Skispringer kennt diese Problematik. Um am Schanzentisch eine hohe Leistung abrufen zu können, startet er in der Hockstellung, wobei diese Haltung auf der steilen Sprungschanze nicht einfach einzunehmen ist.

Auch der Hundert-Meter-Sprinter macht es uns vor. Er startet in der tiefen Hocke und kommt in absoluter Körperstreckung ins Ziel. Das war nicht immer so. Doch bereits bei Beginn der neuen Olympischen Spiele 1898 in Athen war einer der Endlaufteilnehmer aus der Hocke heraus gestartet. Alle anderen befanden sich in mehr oder weniger gestreckter Körperhaltung, aber gewonnen hat der Hockläufer, weil er vorher eine große Portion Energie getankt hatte.

Noch deutlicher kommt diese Spiraltechnik im Hochsprung zum Tragen, wie er erstmalig in Mexiko City bei einem großen Wettbewerb von dem Amerikaner Dick Fosbury gesprungen wurde, der in diesem Stil die Gold-

Arbeit in monotoner Sitzhaltung macht krank, der ständige Wechsel zwischen der Hocke und der Körperstreckung hält uns gesund.
Das gewöhnliche Sitzen bei der Arbeit ist ein Innehalten der Bewegung im Moment der Sitzbelastung. Wir sind gut beraten, den Arbeitstag wie ein Skispringer beim Anlauf auf der Sprungschanze zu gestalten: im ständigen Wechsel zwischen der tiefen Hocke einerseits und der Körperstreckung andererseits. So bleibt unser Rücken gesund.

medaille gewonnen und dabei zwei Vorteile genutzt hat: Zum einen konnte er in diesem Flop den Körperschwerpunkt sehr tief halten. Zum anderen erreichte er durch die Spiraldrehung im Absprung das hohe Leistungspotenzial der Achillessehne im Absprungbein, dessen elastisches Potenzial durch ihren Katapulteffekt überaus wirkungsvoll mit in den Absprung eingebracht werden konnte.

3. Der hohe Stellenwert der rhythmischen Spiralkinetik

Die Spirale stellt also eines der wichtigsten Energiekonzepte der Natur dar, wir Menschen haben aber in unserer leichtfertigen Anpassung an die Technik viel zu schnell auf diese wichtige Kraftquelle verzichtet.

Dabei drückt die Rhythmik die prägende Bipolarität dieser Welt aus, eine Gegensätzlichkeit, der wir uns täglich und stündlich stellen müssen, wenn wir Wachstumsschübe in Form von Leistungssteigerungen erleben wollen. In diesem ewigen Wechselspiel der Gegensätze steht das Prinzip der Wiederholung an erster Stelle, denn eine Botschaft wird durch die Wiederholung erst wahr.

Allerdings hält sich die Natur immer einen gewissen Spielraum offen, denken wir nur an den Wechsel der Jahreszeiten. Jedes Jahr beginnt zwar mit dem Frühling, jedoch gleicht kein Frühling dem anderen, und jeder Herbst hat seine eigene Färbung. Diese Regel gilt auch für unsere Herzarbeit: Kein Herzschlag ist wie der andere, und ein gesundes Herz besticht durch eine ganz bestimmte Form seiner Variabilität. Nur im Erkrankungsfall und kurz vor dem Tod schlägt unser Herz taktgenau.

Die Bewegung in der Spirale verläuft in ihrem Wechsel von einem Extrem zum anderen stets ausgewogen, und die polaren Eckpunkte existieren nie unabhängig voneinander, sie sind vielmehr eng miteinander verflochten. Bedeutungsvoll ist allerdings, dass jede Polposition für sich ein ausgewogenes Maß an Zeit und Raum in Anspruch nimmt, denn nur so kann auf Dauer Kohärenz gewahrt bleiben. Bereits im Alten Testament wird im Buch Kohelet auf diese Tatsache hingewiesen, wenn es dort heißt: »Alles im Leben hat seine Zeit, geboren werden und sterben, einpflanzen und ausreißen, das Lachen hat seine Zeit wie das Weinen, das Hassen und auch das Lieben!«

Diese bipolare Zweiteilung gilt schon für jeden einzelnen Tag. Es braucht die notwendige Zeit des hellen Tages für unsere täglichen Verpflichtungen und die ausgleichende Stille, Ruhe und Entspannung in der dunklen Nacht. Gerät diese natürliche Aufteilung in eine Schieflage, verfällt der Mensch nachts in chronische Schlafstörungen. Erkrankungen sind dann alle Pforten geöffnet. Diese Aussage gilt natürlich auch für den Bewegungsmangel durch lange Sitzarbeit, der nur durch das richtige Maß an Ausgleichsbewegung kompensiert werden kann.

Der Stress allein ist es nicht, der uns krank macht, sondern der Verlust einer entspannenden Pausenkultur.

Auch in der Medizin gilt die Aussage: »Die Menge macht das Gift aus, allein die Dosierung entscheidet.« So gesehen besticht die Lebensspirale durch ihren harmonischen Aufbau in der Positionierung der Gegensätze. Im Zentrum liegt die Übergangzone, die schon erwähnte Grenzflächensituation, in der sich beide Extreme begegnen und sich durch ihre Unterschiedlichkeit aneinander reiben. Das ist dann immer eine besondere Situation, wie wir sie täglich erleben können, wenn die Nacht mit der Morgendämmerung in den Tag übergeht, wenn hell und dunkel aufeinander treffen, sodass es zu Irrlichtern durch das Zwielicht kommen kann. Aber auch das Abendrot hat seine ganz bestimmte Faszination, was sich oft in einem prächtigen Farbspiel darstellen kann.

All diese Entwicklungen verlaufen nicht schnell oder zielgerichtet, wie wir das von allen dynamischen Prozessen gewohnt sind, mit denen unsere Gegenwart so

Bewegung in allen natürlichen Prozessen und im menschlichen Körper gehorcht dem dreidimensionalen Aufbau der Spirale.

angefüllt ist. Man kennt den Begriff der Spiraldynamik, ein Widerspruch in sich, denn dynamische Entwicklungen prägen zwar unseren Stressalltag, sie passen aber nicht zur Spirale, in der die Prozesse stets ausgewogen verlaufen und das Ziel nicht direkt, sondern auf weiten Schwingungsbahnen angesteuert wird. Aus gutem Grund spreche ich daher von der Kinetik, der Bewegung im Allgemeinen, und das im Zusammenhang mit einem natürlichen, ausgewogenen Rhythmus, der immer von Richt- und Gegenschwung bestimmt wird. Dagegen wird der in der Gegenwart vorherrschende Stress von der schnellen Dynamik des geraden Pfeils und nicht von der Spirale mit all ihren Umwegen bestimmt, wobei aus Sicht der Bionik (Biologie und Technik) die Erkenntnis gilt: Die Menschheit hätte sich den Irrweg der linearen Mechanik ersparen können.

4. Spiralbahnen, die die Wirbelsäule formen

Es durchzieht dieses Buch wie ein roter Faden: Unser menschliches Verhalten wird gegenwärtig nicht von natürlichen Spiralbahnen, sondern im Sinne der linearen Mechanik von geraden Wegen bestimmt. Wir gehen betont geradeaus, arbeiten zielorientiert und denken dynamisch weit über den nächsten Tag hinaus, in der Regel bis in die ferne Zukunft. Damit potenzieren wir noch den Alltagsstress, von dem jeder Tag schon genug für uns bereit hält, sodass zu den Tagessorgen auch die Ängste der nahen und fernen Zukunft hinzukommen, obwohl wir gegenwärtig noch gar nicht sagen können, ob das vorausgesagte Negativszenario auch wirklich stattfinden wird.

»Carpe diem« – genieße den Tag und denk nicht schon an Morgen! In diesem Zusammenhang wurde ein weiser Mann von seinen Schülern gefragt, warum er stets so

Durch das lineare Denken und Handeln verrinnt die Zeit wie im Fluge, und Zukunftsängste bauen sich auf, obwohl wir heute nie genau sagen können, ob diese negative Prognose auch wirklich in Erscheinung treten wird.

entspannt sei. »Wenn ich sitze, dann sitze ich, wenn ich stehe, dann stehe ich, und wenn ich gehe, dann gehe ich!« »Das machen wir doch auch«, lautete die Antwort der Schüler. »Nein, so handelt ihr nicht! Wenn ihr sitzt, dann steht ihr schon, wenn ihr steht, dann geht ihr schon, und wenn ihr geht, dann seid ihr mit euren Gedanken schon am Ziel!«

Das vorherrschende Energiefeld der Natur, die Spirale, weist uns den anderen Weg, den slalomartigen Pfad im Wechsel zwischen Richt- und Gegenschwung. Die Serpentine, wie sie jede Alpenüberquerung bestimmt, ist das Mittel der Wahl, um Widerstände zu überwinden, denn auf der Direttissima wird zu viel Energie in kurzer Zeit verschleudert.

Stress ist pfeilschnelle Dynamik
Im täglichen Stressalltag bestimmt die Gerade die Wegrichtung, alles verläuft im Sinne der linearen Mechanik: schnell, direkt und auf geraden Wegen. Und das nicht nur im Arbeitsleben, sondern auch im Sport. Jeder Städtemarathon erfährt bei den Teilnehmern seine Wertung in der Kürze der gelaufenen Zeit. Muskeln, Sehnen und Gelenke, die diese Bewegung unterhalten, sind aber dreidimensional ausgerichtet und können erst auf der Spiralbahn ihre vollen Entfaltungsmöglichkeiten ausspielen. Durch unsere betont zielorientierte Arbeit zusammen mit unserer geraden Ausrichtung des Gehens werden wir aber dem dreidimensionalen Aufbau unserer Muskeln, Sehnen und Gelenke nicht mehr gerecht. Spiralen in dreidimensionaler Ausrichtung bestimmen schon die extremen Belastungsflächen der Füße und der Hände.

Spiralbahnen, die die Wirbelsäule formen **57**

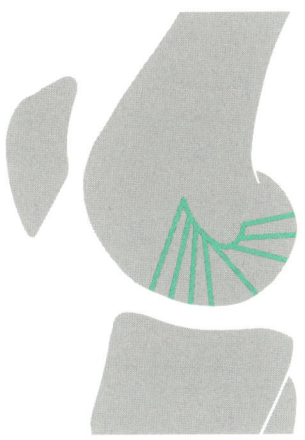

Die logarithmische Spirale bestimmt die Arbeitsweise des Körpers bis in die Oberschenkelrollen hinein. [25]

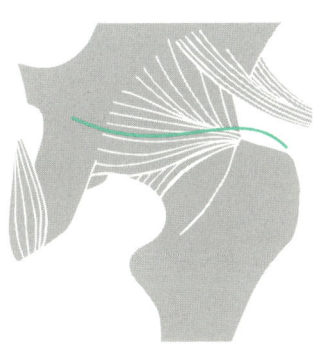

Kräftige Bänder in Spiralaufbau stabilisieren die Hüftgelenke. Aber auch Innen- wie Außenmeniskus, die hohen Belastungskräften ausgesetzt sind, sind auf ihre Spiralmuster angewiesen, sonst wären sie den ständigen Druck- und Zugkräften nicht gewachsen. [26]

Sogar die Autobahnkreuze werden durch Spiralverbindungen hergestellt

Das gleiche Prinzip wenden die Straßenbauingenieure bei der Vereinigung der Nord-Süd- mit der Ost-West-Autobahn an. Der Zubringer ist stets eine Spiralbahn, bei der der Radius am Anfang groß und erst später klein gehalten wird. Nur so können die PKW-Fahrer, die an hohes Tempo auf der Autobahn eingestellt sind, die notwendige Zeit erhalten, um sich langsam an die geringe Geschwindigkeit zu gewöhnen. Wäre dem nicht so, würden viele Zeitgenossen direkt nach dem Verlassen der alten Strecke aus der Bahn geschleudert werden.

Spiralkonstruktion an den Füßen

Die Spiralkonstruktion an den Füßen setzt sich fort bei der Formgebung des Kniegelenks. Hier sind es die Oberschenkelkondylen (Rollen), bei denen der Spiralaufbau nachgewiesen werden kann. In sportmedizinischen Büchern findet man dazu folgende Erklärung: Die Femurkondylen (Oberschenkelrollen) haben die Form einer logarithmischen Spirale. Sie sind vorne nur leicht und hinten stark gekrümmt. Dies bedingt große Kontaktflächen in der Streckstellung und kleine in der Beugestellung, sodass der Druck bei entsprechender Belastung optimal verteilt werden kann.

Spiralmuster, die unsere Beine durchlaufen

Aber auch die Hüft- und Kniegelenke, vor allem die Bälkchenstruktur der Knochen sowie wichtige Band- und Knorpelstrukturen weisen deutliche Spiralbildungen auf, wodurch die Haltbarkeit entscheidend gesteigert werden kann.

Wie bereits erwähnt, findet die Spiralkonstruktion an den Beinen am Fuß ihren Abschluss durch die Vereinigung beider Gelenkachsen des oberen und unteren Sprunggelenks, was die Voraussetzung dafür ist, dass

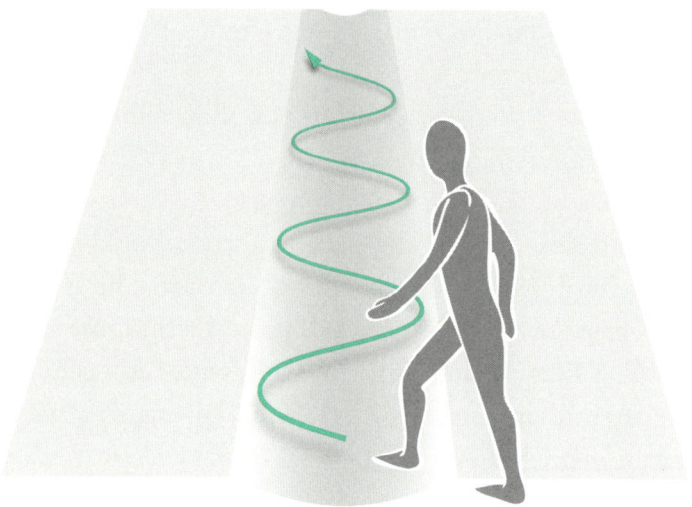

Derartige Hohlwege gibt es auch in den Bergen, die in gleicher Wandtechnik angegangen werden können. Hört der Hohlweg wieder auf, werden aus den kleinen Spiralwindungen wieder große Serpentinen. [27]

der Fuß auf einer Spirallinie optimal abrollen kann (siehe Abb. 24).

So drängt es sich uns direkt auf, nicht nur auf planiertem Boden unterwegs zu sein. In den Fußgängerzonen der Städte gibt es wiederholt gesetzte Rinnensysteme, die optimal in Slalomtechnik passiert werden können. Dabei wechseln die Füße regelmäßig, analog zu einer Kegelbahn, zwischen der rechten und linken Wandseite.

Spiralmuster unserer Hände

Gleiche Muster im Aufbau finden wir aber auch an den Händen bis hinein in die Finger. Allein durch die Oppositionsstellung des Daumens zu den restlichen Fingern wird der Spiralaufbau der Hände bestimmt. Erst diese Gegenüberstellung sorgt für die hohe Leistungsfähigkeit des Menschen beim Halten, Greifen und Tragen von Gegenständen. Das kann die Affenhand nicht, denn bei ihr ist der Daumen den anderen Fingern absolut gleichgestellt, sodass sich die Tiere zwar leicht von Ast zu Ast schwingen können, ihre Hände aber aufgrund der Paral-

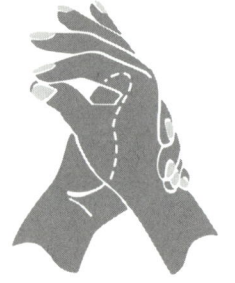

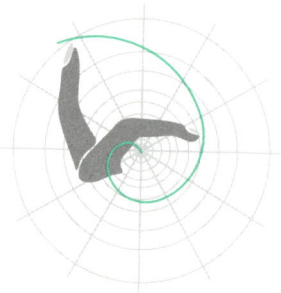

Auch die Hand gleicht im Gesamtaufbau der Spirale. Dabei befindet sich der Daumen in typischer Oppositionsstellung zu den übrigen Fingern. Erst hierdurch wird die hohe Leistungsfähigkeit der menschlichen Hand möglich. Aber auch die Fingerbeugung durchläuft einen Spiralbogen, wenn die Fingerkuppe fest geschlossen in die Hohlhand eingeschlagen werden soll. [28]

lelstellungen der Finger zu höheren Greifleistungen nicht zu gebrauchen sind.

Beim Menschen beschreiben sogar die Finger bei der Beugung keine einfache Kreisform. Auch sie belegen die Spiralbahn, die Voraussetzung dafür, dass beim Faustschluss alle Fingerkuppen bis in die Hohlhand eingeschlagen werden können. Würden sich die Fingergelenke auf einer Kreisbahn bewegen, könnte sich die menschliche Hand nicht vollständig zur Faust schließen, außerdem sind die einzelnen Fingerglieder von unterschiedlicher Länge, wobei sich Grund-, Mittel- sowie Endglied nach der Fibonacci-Zahl zu richten haben.

Wir haben schon erfahren, dass Wasser als sensibles Medium durch seine Bewegung sogar die feste Materie formen und verändern kann. Betrachten wir eine Küstenlandschaft, finden wir die Wellenform nicht nur im Wasser, sondern auch bei der Gestaltung des Strands bis in die Dünen hinein. In gleicher Weise wirken unsere unteren und oberen Extremitäten allgemein formgebend bei der Gestaltung des menschlichen Körpers und speziell beim Aufbau des Beckens und der Wirbelsäule. Dabei bestimmt auch im zentralen Achsorgan die Spiralform den Gesamtaufbau. Aber auch die Gestaltung der Rücken- wie der Bauchmuskulatur wird vom spiralförmigen Zuggurtungssystem bestimmt, wobei diese unterschiedlichen Schlingenmuster eine hohe Leistungsfähigkeit erreichen.

Muskeln des Rückens und Beckenraums

Auch die Muskeln des Rückens und des Beckenraums sind nicht gerade-linear, sondern in dreidimensionaler Ausrichtung angelegt, vielfach als Rotatoren mit einer entsprechenden Tiefenwirkung. Diesen Aufbau finden wir besonders in der Gesäßmuskulatur. In tieferen Schichten gibt es einen Muskel, den wir bereits kennengelernt haben und der eine spezielle Verkürzungstendenz

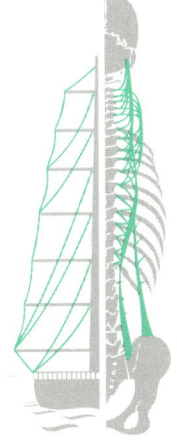

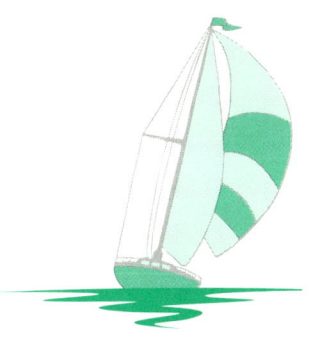

Spiralförmige Zuggurtungssysteme bestimmen nicht nur die Takelage eines Seglers, sondern auch die dreidimensional aufgebauten Schichten der Rückenmuskulatur. [29]

aufweist. Die Rede ist von dem birnenförmig gestalteten Musculus piriformis, der praktisch unter Dauerspannung steht. Dieser Zustand ist deshalb so brisant, weil an seinem unteren Rand der große Ischiasnerv verläuft und hierdurch ein schmerzhaftes Kompressionssyndrom (Ischialgie) ausgelöst werden kann, wie weiter oben bereits ausgeführt wurde.

Lange Zeit leitete ich für den deutschen Kassenarztverband sportmedizinische Kurse auf Teneriffa. Wir führten Bergläufe durch und eroberten fast alle Gipfel läuferisch, den Teide mit 3718 Metern, die gegenüberliegende Guajara nicht ausgenommen. Hier erzählte mir ein bekannter Krankengymnast, dass der Piriformis bei vielen Patienten derart massiv unter Druck stehe, dass er bei einer Perforation mit der Nadel regelrecht explodieren würde. Wir waren uns einig, dass nur das ständige Gehen in Frontalrichtung die Ursache sein könne, weil man damit seiner schrägen Verlaufsrichtung nicht mehr gerecht werde. Also sollte man alle Bergaufpassagen in Serpentinen bewältigen, niemals in gerader Richtung, weil bei jedem Höhenanstieg ein hoher Muskeleinsatz erforderlich ist.

Rückwärts bergab oder treppab
Beim Berglaufen auf Teneriffa und in Graubünden habe ich viel mit unterschiedlichen Lauftechniken experimentiert. Hier entstand auch die Rückwärtstechnik bergab, weil allein hierdurch der Rücken nachhaltig geschont werden kann. Die schädliche Hohlkreuzstellung der Lendenwirbelsäule wird vermieden, gleichzeitig erfolgt bei jedem Schritt die optimale Dehnung der Waden-Achillessehnen und der gesamten Fußsohle bis in die Zehen hinein. Auch ein Fersensporn spricht hervorragend auf diese Technik an: Man startet am Gipfel mit seinem Fersensporn, und schon auf halber Stecke verliert er sich im steilen Gelände.

> Der Mensch setzt besonders den Piriformis-Muskel unter Dauerspannung. Der Grund für die Dauerspannung des Musculus piriformis liegt aus meiner Sicht in der Tatsache, dass wir auf geraden Wegen unterwegs sind, nicht in spiralförmigen Serpentinen. Damit werden wir der Tiefendimension des Musculus piriformis nicht gerecht, er gerät in eine Dauerspannung, weil er ständigen exzentrischen Kräften ausgesetzt ist.

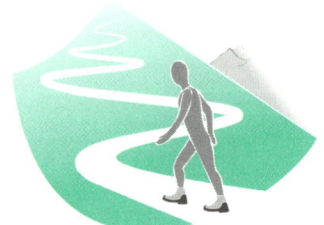

Auf der Autobahn ist jede Kurve reine Zeitverschwendung, nicht so am Berg, hier ist es die Serpentine, die den Gipfelerfolg garantiert. [30]

Wiederholtes Retro-Walking – das Gebot der Stunde
Was können wir aus all dem für unseren Alltag lernen? Wir sollten nicht nur gerade-linear ausgerichtet unterwegs sein. Gehen Sie wiederholt spiralförmig in Serpen-

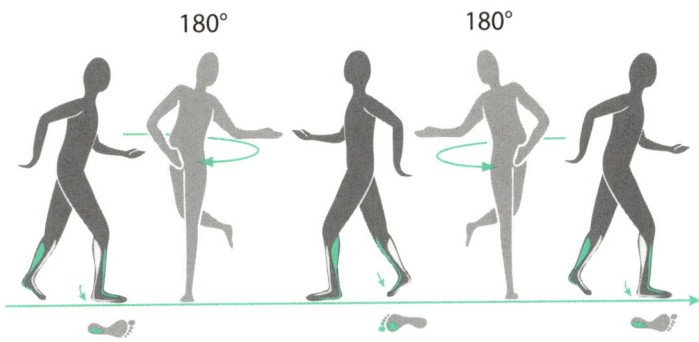

Bewegung wird zum Tanzjogging, gedrehte Pirouetten ermöglichen den wiederholten Wechsel zwischen Ante und Retro (vor und zurück), sodass allein hierdurch Faszienstretching im Laufen praktiziert werden kann. [31]

tinen, drehen Sie immer wieder Ihre Pirouetten und legen Sie häufig den Rückwärtsgang ein. Der ersten entsprechenden Faszien-Jogging-Parcours habe ich in dem Buch *Bonusjahre* vorgestellt. Beim Retro-Jogging springen wir leicht in den Vorfuß des hinteren Schwungbeins hinein, ein optimales Faszienstretching der Waden-, vor allem aber der Achillessehnen ist möglich. Diese Technik bewährt sich auch beim Retro-Treppauf, ein hervorragendes Training, von dem vor allem die Achillessehne in ihrer Elastizität profitiert.

Die Spirale wirkt auch beim Kegeln
Das Wunderwerk der Spirale wirkt auch beim Kegeln, denn wie Sie sicher wissen, ist die Bahn wie eine Rinne gestaltet. Wenn Sie die Kugel genau am unteren Punkt zentral in der Mitte aufsetzen, erreichen Sie mit dem Wurfgerät nur eine gerade Laufrichtung, lediglich ein bis zwei Kegel kippen getroffen zur Seite. Setzen Sie aber die Kugel seitlich in 4-Uhr- oder 8-Uhr-Position auf, rollt die

Kugel auf einer Spiralbahn. Nur so schaffen Sie auch einmal alle neune.

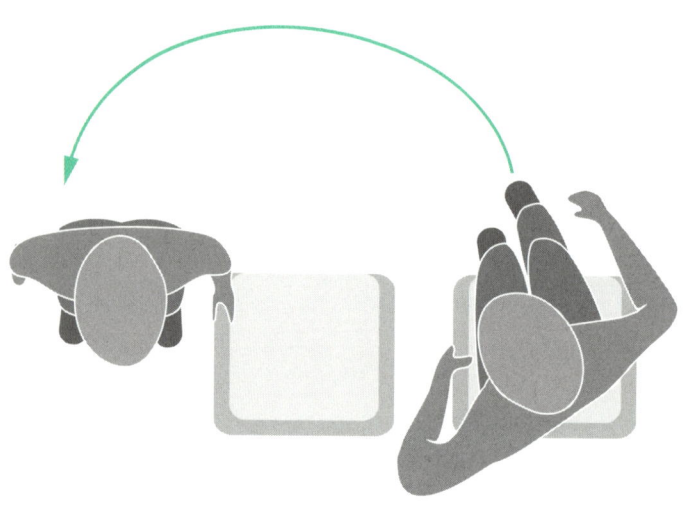

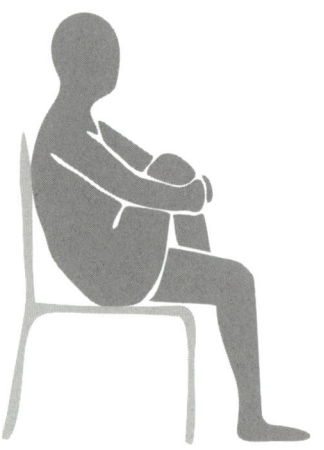

In Spiraltechnik aufstehen erleichtert das Erheben vom Stuhl und schult die Koordination. Oft ist es eine gute Hilfe beim Verlassen eines tiefen Autositzes. [32]

Dreidimensionales Stretching erreicht auch die Muskeln, die nicht nur linear ausgerichtet sind. Erfasst werden auf diese Weise auch die Rotatoren, in diesem Falle die Gesäßmuskeln. [33]

Aufstehen in Spiralform

Alten Menschen fällt oft schon das Aufstehen aus dem Sitzen schwer. Man kann es erleichtern, indem man spiralförmig aufsteht. Sie setzen den rechten Fuß, den Vorfuß nach innen gedreht, an den äußeren Rand des linken Fußes, dabei schlagen Sie den rechten Unterschenkel über den linken. Mit der linken Hand stützen Sie sich auf der Sitzfläche ab und erheben sich jetzt spiralförmig gedreht mit dem Rücken nach vorn in den Stand.

Sitzen mit überschlagenen Beinen, darf man das?

Auch beim langen Sitzen merken wir sehr schnell, dass unsere Wirbelsäule auf eine Spirale eingestellt ist, denn wir neigen dazu, mit überschlagenen Beinen zu sitzen. Gut so, auch wenn viele Mediziner dagegen wettern. Die Befürchtungen einer Venenstauung sind übertrieben, denn die entscheidende Beinvene, die Vena saphena magna, ist hierbei nicht betroffen. Sie liegt an der Innenseite

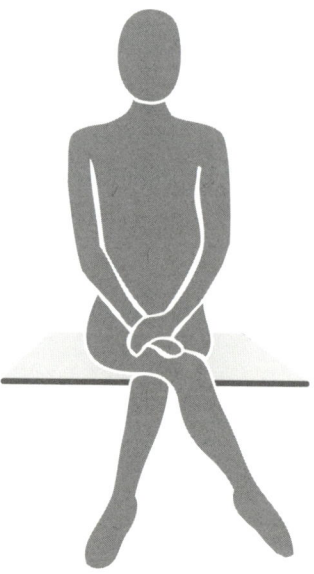

Sitzen in Spiralform ist nicht nur bequem, es erhält auch einen optimalen Energietransfer im Körper. [34]

des Ober- und Unterschenkels, und diese Region steht in dieser Haltung nicht unter Druck, denn in der Regel liegt die Außenseite des Unterschenkels auf der Knieregion.

Dreidimensionales Stretching

In dieser Haltung können Sie auch bei langem Sitzen Dehnungsübungen durchführen, um vor allem bei einer schmerzhaften Ischialgie dem Ischiasnerv Druckerleichterung zu gewähren. Auf einem Stuhl oder Sessel schlagen Sie das rechte Bein über das linke und ziehen jetzt mit den Unterarmen den rechten Unterschenkel maximal an die Bauchwand heran. Sieben Sekunden halten oder beim Faszienstretching sieben Mal Anspannungswiederholung. Wiederholung der Gegenseite.

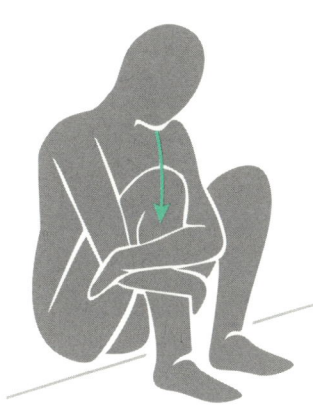

Dreidimensionales Stretching, bei dem neben den Nackenmuskeln auch der Rücken und die Gesäßmuskeln erfasst werden. [35]

Optimal funktioniert dieses dreidimensionale Stretching übrigens vor einer Wand: Sie begeben sich in die tiefe Hocke, die Füße stehen parallel mit einem festen Fersenkontakt am Boden, die Kniegelenke sind nach vorn ausgerichtet, und der Rücken lehnt gegen die Wand. Jetzt umarmen Sie das rechte Knie, ziehen es maximal an die Bauchwand heran und legen das Kinn auf die rechte Kniescheibe. Oder stärker: Ihre linke Wange liegt an der Außenseite des rechten Kniegelenks. Sieben Sekunden halten und Wiederholung der Gegenseite.

In intensiver Form schlagen Sie wieder das rechte Bein über das linke, mit beiden Unterarmen ziehen Sie beide Kniegelenke an die Bauchwand heran, sieben Sekunden halten und Wiederholung der Gegenseite.

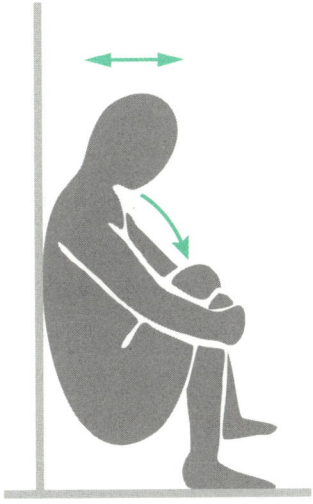

Intensive Rückendehnung mit gleichzeitiger Betonung der rechtsseitigen Gesäßmuskulatur. Dabei wird speziell der Musculus piriformis erreicht, dessen Verkürzungsspannung häufig eine Ischialgie auslösen kann. [36]

5. Das Spiel der Meereswellen

Schwingungen sind es, die die körperlichen Bewegungen des Menschen prägen. Kein gleichmäßiges Fließen, sondern der permanente Wechsel von Richt- und Gegenschwung bestimmt entscheidend den aktiven Bewegungsfortschritt. Dieser Vorgang ist vergleichbar mit der Brandung des Meers, hervorgerufen durch Wellenberg und Wellental, wobei das Spiel der Schaumkronen Ausdruck überschäumender Energie ist, während die Strömung im Wellental den gegenläufigen Gegenschwung darstellt, in dem das Wasser wieder neue Energie tankt, um seine unbändige Kraft am Strand entladen zu können.

Auch der menschliche Körper ist voller Wellen, die sich wie im Meer gegenseitig konstruktiv aufbauen oder einander in der destruktiven Erscheinung auslöschen können, was am Meeresstrand als Interferenzstreifen ausgemacht werden kann. Im menschlichen Körper gibt es Wellen unterschiedlichster Prägung. Im Vordergrund stehen die Pulswellen, die vom Herzen weg in Richtung Peripherie schlagen. Dabei erreichen sie eine gewisse Geschwindigkeit, die direkt von der Arterienwand abhängig ist. Die elastische Gefäßwand schwingt synchron zu den Pulsschlägen, die vom Herzmuskel ausgelöst werden. In der Anspannung des Herzens, der Systole, entsteht primär in der Aorta eine Druckerhöhung, die dazu führt, dass die Aortenwand wie ein Segel im Wind nach außen schwingt, wodurch die elastischen Fasern über ihre Grundlänge hinaus gedehnt werden. Und jetzt zündet der Katapulteffekt der Aortenwand: Die elastischen Fasern schnellen zurück und treiben, ergänzend zur Herzarbeit, das Blut weiter in Richtung Peripherie. Das Ganze wird als Windkesselwirkung der Aorta zusammengefasst. Ein zusätzliche »vis a tergo« – Kraft von hinten – kommt zum Tragen, durch die die Herzarbeit nachhaltig unterstützt wird und die keinen zusätzlichen Sauerstoff benötigt, weil diese zusätzliche Arbeit ausschließlich von der Elastizität des Gefäßrohrs profitiert.

Wird die Arterienwand allerdings im Lauf des Lebens starr, greift also die Arteriosklerose um sich, dann wird hierdurch auch die Windkesselwirkung beeinträchtigt. Die Arterienwand verliert ihr wellenförmiges Schwin-

Pulswellen in der Arterienwand treiben wie Wellen am Meer das Blut in Richtung Peripherie, eine nachhaltige Unterstützung der Herzarbeit.

> Eine verlangsamte Pulswellengeschwindigkeit entspricht der kontrollierten Brandung am Meer. Dagegen steht die erhöhte Pulswellengeschwindigkeit für die stürmische See, die Wellen gehen hoch, ausgelöst im Körper durch Stress und Bewegungsmangel.

gungsverhalten, und die Pulswellengeschwindigkeit nimmt zu, was gleichzeitig auch eine Blutdruckerhöhung auslöst. Bewegungsmangel, einseitige Überernährung und Stress tragen wesentlich dazu bei, dass die Arterien ihre Elastizität verlieren, wodurch die Sauerstoffversorgung des Körpers nachhaltig eingeschränkt wird.

Der Mensch ist so alt und leistungsfähig, wie seine Arterien elastisch sind, denn eine intakte Windkesselfunktion ist der Garant dafür, dass der Energietransfer über den Blutstrom auf einem optimalen Niveau stattfinden kann. Treten allerdings Stress und Bewegungsmangel zusammen im menschlichen Organismus in Erscheinung, sind dem bereits erwähnten »tödlichen Quartett« (Adipositas, Fettstoffwechselstörungen, Bluthockdruck, Typ-II-Diabetes) Tür und Tor geöffnet.

Der menschliche Körper wird vom Flüssigen beherrscht
Der menschliche Körper ist in seinem Schwingungsverhalten durchaus mit dem Wasser vergleichbar. Zu zwei Dritteln seiner Körpermasse besteht der Mensch aus Wasser, wobei der Flüssigkeitsbestand beim Säugling bei 75 Prozent liegt, beim alten Menschen sinkt er auf bis zu 60 Prozent ab. Im Schwerkraftfeld der Erde gelten somit für den Menschen dieselben biomechanischen Gesetze, wie sie für das Wasser ihre Gültigkeit besitzen. Diese Kugelform prägt auch die Planeten im Makrokosmos. Im Zustand der Bewegung imponiert die Spiralform immer dann, wenn verschiedene Materien unterschiedlicher Geschwindigkeit direkt aufeinandertreffen. Wenn etwa schnelles Wasser auf eine langsame Strömung trifft, ist der Wasserwirbel die direkte Folge. Ähnliche Prozesse finden wir im Weltall: Auch hier sind es die Spiralnebel, die unsere ganze Aufmerksamkeit finden.

Das Wasser tendiert zur Sphäre
Überall, wo Wasser auf der Erde in Erscheinung tritt, zeigt es die Tendenz zur Sphäre, es neigt zur Kugelform, die beim Menschen durchaus mit der Hocke verglichen werden kann. In beiden Fällen kommt es zur Konzentration der Materie um ihren Mittelpunkt herum. Im Übrigen ist das Wasser ein Medium, das uns durch seine Anpassungsfähigkeit in Form des Fließverhaltens sehr gut darüber Aufschluss geben kann, wie im Schwerkraftfeld die Energieströme verlaufen und wie auch der menschliche Organismus darauf reagiert. In all seinem Fließverhalten gleicht sich das Flüssige ständig der sphärischen Form der Erde an, um sich sensibel der Schwerkraft zu unterwerfen und sich entsprechend anzugleichen, wenn es auf ein tieferes Niveau absinken muss. So befindet sich das Wasser ständig in fließender Bewegung, einmal der Kugelform entgegen, zum anderen der linearen Ausrichtung gehorchend.

Im ständigen Wechsel zwischen Tropfen und Rinnsal
Die sphärische Kugelform des Wassers entspricht dem Wassertropfen, die prägende Erscheinung des Wassers an jeder Fensterscheibe bei Regen, ein ständiges Wechselspiel zwischen Stillstand und Bewegung. Denn sobald die Wassertropfen bei ihren Zwischenstopps eine gewisse Größe erreicht haben, wird der Druck auf die äußere Membran zu stark, sie wird gesprengt, und das Ganze setzt sich in Bewegung, eine lineare, fließende Strömung wird in Gang gesetzt, aus dem Tropfen entsteht ein Rinnsal.

Wassertropfen und Hocke – natürliche Energiespeicherpositionen
In gleicher Weise, wie das Wasser zur Sphäre strebt, tendiert der Körper zur Hocke, die kugelförmige Ausrichtung mit der Konzentration um den Körpermittelpunkt

Die Hocke des menschlichen Körpers und der Wassertropfen haben eines gemeinsam: Sie sind Energiespeicherpositionen, die einen optimalen Energietransfer im Schwerkraftfeld der Erde durchsetzen können.

herum. Schon in unserer ersten Erscheinungsform ist unser Körper im Uterus extrem komprimiert, kugelförmig wie der Wassertropfen ausgerichtet, weil in die-

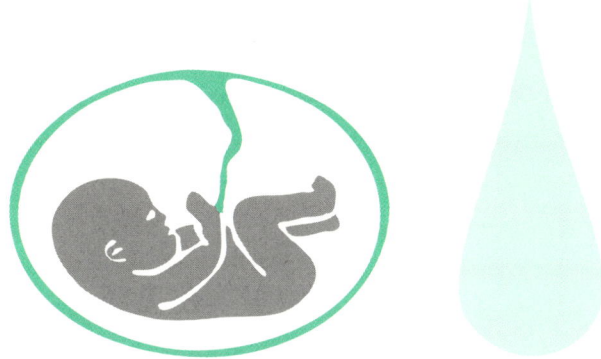

Die Hocke in pränataler Zeit ermöglicht einen optimalen Energietransfer in allen Organen des werdenden Kindes. Auch das Wasser tendiert im Schwerkraftfeld der Erde zur Sphäre. [37]

ser Kauerhaltung die Stoffwechselvorgänge auf engstem Raum mit geringstem Widerstand ablaufen können. Vorausweisen möchte ich in diesem Zusammenhang schon auf die später thematisierte »Weite-Wiesen-Situation« der Sehnen und Faszien, die hinter dem Wachstum der Muskeln weit zurückbleiben, weil sie am Ende des Sauerstoffstroms ihr karges Dasein fristen müssen. Dagegen kann man unser Dasein im Uterus mit einem blühenden Garten vergleichen: Alle Körperzellen sind um den Körpermittelpunkt herum versammelt, sodass die Versorgungswege im Vergleich zu den »weiten Wiesen« eines Bauerngehöfts dicht beieinander verlaufen und den wachsenden Körper somit optimal mit Sauerstoff versorgen können.

Spiralförmige Wirbel – ein weiteres Energiekonzept
Die zweite Vergleichsform ist ähnlich spektakulär: Wie wir schon wissen, tritt eine Gesetzmäßigkeit im Wasser in Erscheinung, wenn schnelles und langsames Wasser auf-

einandertreffen. Dann fließt das Wasser nicht in Rinnsalen, sondern in spiralförmigen Wirbeln. Eine rhythmische Pulsation mit deutlichen Differenzen in der Geschwindigkeit ist die Folge, denn das Wasser im Inneren des Wirbels fließt wesentlich schneller als außen. Hier findet sich eine enge Gemeinsamkeit mit dem Planetensystem: Das zweite Keppler'sche Gesetz besagt, dass ein Planet die Sonne wie in einem Wirbel umkreist. In Sonnennähe dreht er sich schnell, in Sonnenferne langsam, wobei dieses Gesetz für das gesamte Planetensystem gilt.

Interessant ist auch die Tatsache, dass das Wasser in seiner Spiralform auf der nördlichen Halbkugel der Erde anders fließt als auf der südlichen, womit die Tatsache belegt werden kann, dass Makro- und Mikrokosmos eine enge Schwingungsebene darstellen. Das Badewasser in Hamburg verlässt die Wanne in Rechtsdrehung, in Rio de Janeiro dagegen im Linksdrall. Verantwortlich dafür ist die Corioliskraft, die im Zusammenhang mit der Tatsache steht, dass sich die Erde einmal am Tag um die eigene Achse dreht, die zwischen dem Nord- und dem Südpol verläuft.

Gestaltungselemente des Flüssigen
Das Flüssige, sei es auf der Erde oder im menschlichen Körper, ist immer in Bewegung, es befindet sich in einem ständigen Wechsel von einer Extremposition zur anderen. Damit entspricht das flüssige Element allen rhythmischen Vorgängen auf dieser Welt und wird zur Grundlage für nahezu alle lebenden Organismen.

- Das Flüssige ist Ausdruck aller rhythmischen Vorgänge, ohne die ein gesundes Wachstum überhaupt nicht möglich ist. Dabei geht es primär um die Konfrontation der Gegensätze, die sich zwar diametral gegenüberstehen, die aber direkt miteinander kommunizieren, sodass das eine ohne das andere nicht existieren kann. In dieser Wechselbeziehung geht es um die gerechte Verteilung von Raum und Zeit, um die ausgewogene Kohärenz unter Berücksichtigung sowohl der einen wie der anderen Seite. Das ist der entscheidende Wesenszug des Flüssigen, wie ihn der Wasserwirbel zum Ausdruck bringt, wie er aber auch prägend unsere Lebensspirale bestimmt.

- Das zweite Gestaltungselement wird von den bereits genannten Grenzflächen bestimmt, wie sie die Übergangszonen von einem Extrem zum anderen ausweisen. Hier finden sich die Reibungsvorgänge wieder, die im Flüssigen in Erscheinung treten, wenn schnelles Wasser auf langsames trifft. Wasserwirbel in ihrer spiralförmigen Ausrichtung sind die Folge, in der die Energie freien Lauf hat. Auch das Überschlagen der Welle ist eine Grenzflächensituation, die geschickt von Weltklassesurfern im Pazifik genutzt wird, wenn eine Riesenwelle sich bricht und der Sportler in diesem höhlenartigen Überbau mit hoher Geschwindigkeit der Flut folgt. Faszination pur, der diese Extremsportler ständig auf der Spur sind. Grenzflächen sind immer mit Energieabgabe verbunden, Turbulenzen als Wellen oder Wasserwirbel. Aber auch unser angepasstes Sitzen ist so eine Grenzflächensituation mit der Tendenz der Energieabgabe, die allerdings im gestreckten Körper ihren Höhepunkt erreicht und in der Hocke die Haltung mit höchster Energiespeicherposition.

- Das dritte Gestaltungselement des Flüssigen ist der Stoffwechsel, der von allem Flüssigen ausgeht. So gesehen ist das Wasser das Blut der Erde, in dem alle Stoffwechselvorgänge stattfinden. Das ist der Austausch chemischer Vorgänge, sei es auf dem Boden der Diffusion, der Osmose, sei es der Austausch zwischen warm und kalt, der den Blutkreislauf ebenso in Bewegung versetzt wie den Golfstrom auf seinem Weg von Süd nach Nord.

Wir wissen: Auch der menschliche Körper wird von Spiralen bestimmt, angefangen von der DNA, über die Funktionsweise des gesamten Herz-Kreislauf-Systems bis hin zum Stütz- und Bewegungsapparat, dessen Laufspur auf

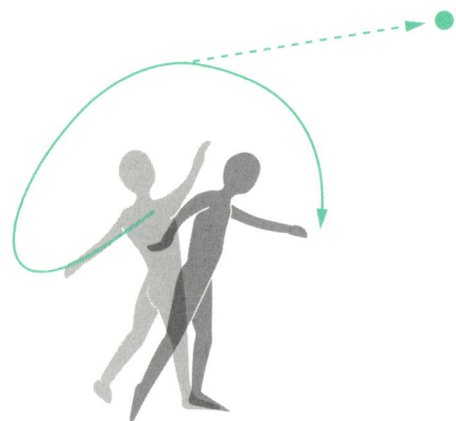

Jedem Kind ist der Gegenschwung beim Werfen mit in die Wiege gelegt worden. [38]

dem Boden von der spiralförmigen Abrolllinie des Fußes gezeichnet wird.

Und auch die Mäander eines Flusses entsprechen dem rhythmischen Urwesen der Spirale: Ein breiter Strom windet sich in weiten Schwingungsarmen im ständigen Wechsel von einer Seite zur anderen durch das Tal. Dieses Gegenschwungprinzip der Lebensspirale bestimmt auch die menschliche Bewegung, die erst dann wirksam nach vorn getragen werden kann, wenn eine typische Ausholbewegung stattfindet. Das kennt schon jedes Kind. Wenn es einen Stein ins Wasser werfen will, braucht es einen wirkungsvollen Gegenschwung. Sportmedizinische Untersuchungen haben ergeben, dass beim Tennisaufschlag durch die Ausholbewegung der Energiegewinn um bis zu 140 Prozent gesteigert werden kann.

Wellen können sich konstruktiv bis zum Tsunami aufbauen
Die Gemeinsamkeit zwischen Wasser und dem menschlichen Körper findet auch durch Wellenbewegungen in ihrem Wechsel zwischen Wellenberg und Wellental ihren Ausdruck. Wellen können sich ergänzen, sich überlagern. Treffen Wellenberge aufeinander, entsteht eine konstruktive Interferenz: Wellen, die sich gegenseitig aufbauen. Das gegenseitige Auslöschen ist aber ebenso möglich, wenn Wellenberg und Wellental zusammenlaufen. Das ist dann die negative Interferenz. In der Brandung im Meer sieht man oft Interferenzstreifen zwischen den Wellen, in denen das Wasser linienförmig ausgezogen erscheint.

Gedankenaustausch im »elektromagnetischen Körper«
Diesen Mechanismus der Wellen gibt es auch im menschlichen Körper, und zwar unter den gleichen Vorzeichen der Wellenbewegung im Wasser. Im Körper sind es aber elektromagnetische Wellen, die das Energie- und Informationsfeld bestimmen, das zwischen dem Gehirn als zentralem Nervensystem und jeder einzelnen Körperzelle existiert. Auf diesem Kanal findet der Informationsaustausch statt, der sich nicht auf chemischem, materiellem Weg, sondern für unsere menschlichen Sinnesorgane unsichtbar vollzieht und uns daher immer noch unheimlich vorkommt und nachhaltig den »elektromagnetischen Körper« prägt:

- Der »elektromagnetische Körper« ist unteilbar.
- Er ist unberührbar.
- Er ist extrem schnell, 300 000 km/s, womit er die Bewegungsgeschwindigkeit von Molekülen und Nervenimpulsen um das Einmillionfache übersteigt.
- Er oszilliert ständig in wechselnder Intensität, Farbe, Form und Lage.

- Überlagerbar durch Interferenz der Wellen.
- Es gibt keine Trennung zwischen dem »chemischen und dem elektromagnetischen Körper«.
- Hohe Stellung der Emotionen im »elektromagnetischen Körper«.

6. Aus der Hocke geboren

Aus Hocke sind wir geboren, diese Haltung ist unsere existenzielle Grundhaltung, in der alle Kräfte um den Körpermittelpunkt versammelt sind. Der Energietransfer ist in dieser Kompaktstellung optimal, weil die Versorgungswege am kürzesten sind. Im Vergleich hierzu muss das Herz im Stehen eine hohe Saugwirkung entfalten, um allein das Blut aus den Beinvenen zurück zur Zentrale zu pumpen. In der pränatalen Hocke wurde um uns herum eine Atmosphäre der Geborgenheit und Rundumversorgung aufgebaut. Wir waren ständig in unmittelbarer Nähe zu unserer Mutter, von der permanent Entspannungssignale ausgesandt werden können, ausgelöst durch ihren regelmäßigen Herzschlag in Verbindung mit dem typischen Atemgeräusch. Beide Rhythmen sind eng an das vegetative Nervensystem mit seinen prägenden Taktgebern Sympathikus und Parasympathikus gebunden. Für die pränatale Zeit kommt es besonders darauf an, dass die erwartungsvolle Mutter dafür sorgt, dem werdenden Kind eine innere Atmosphäre der Ruhe, Stille und Entspannung aufzubauen. Wird dagegen diese Zeit von Stress in Verbindung mit Alltagssorgen und Ängsten bestimmt, muss damit gerechnet werden, dass diese äußere Unruhe sich auch auf die Stimmung des Kindes niederschlägt.

Beeindruckend im Hör- und Gleichgewichtsorgan ist die grundlegende Spiralstruktur beider Sinnesorgane, die

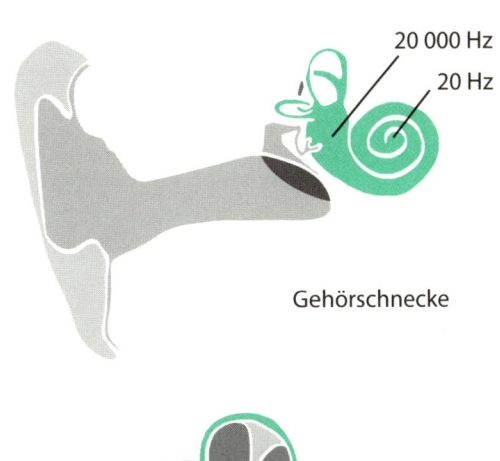

Gehörschnecke

Melodie und Rhythmus werden in pränataler Zeit vom »internen Orchester« bestimmt, ausgelöst von der mütterlichen Atmung als Melodieführer sowie vom mütterlichen Herzschlag als Taktgeber für den Rhythmus. Diesem inneren Klangbild ist das kindliche Ohr ab der 16. Schwangerschaftswoche rund um die Uhr ausgesetzt, zu diesem Zeitpunkt ist das kindliche Innenohr so weit ausgebildet, dass es Klänge und Töne nicht nur hören, sondern im Gedächtnisspeicher auch wahrnehmen kann. Die 16. Schwangerschaftswoche ist der Beginn für das pränatale Bewusstsein des Kindes, das geprägt wird vom Herzschlag und von der Atmung der Mutter. Die 16. Schwangerschaftswoche ist auch der Moment der Wahrnehmung der Entspannungshocke, weil das Hörorgan eng mit dem Gleichgewichtsorgan verbunden ist.

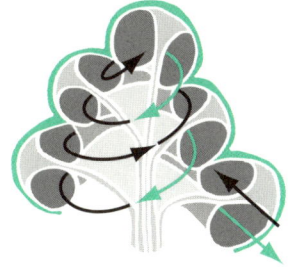

Hör- und Gleichgewichtsorgane liegen im Innenohr dicht beieinander. Deshalb kann ein bestimmtes Gleichgewichtstraining, wie für das Trampolintraining in diesem Buch beschrieben, bei Tinnitus heilsam wirken. [39]

für eine hohe Energie- und Informationsdichte sorgen kann.

Mit beiden Begabungen kommt jedes Kind auf die Welt: mit der pränatalen Anlage zur Vagus-Meditation und der Begabung zur Hocke, um aus dieser Perspektive heraus die Welt leichter erkunden zu können:

- Kinder können zu ihrer Beruhigung lallen, schnurren, summen, singen. Sie werden auf diese Weise leicht von der Mutter in den Schlaf gesungen, ein ihnen bekanntes Entspannungsprogramm, das sie schon aus pränataler Zeit kennen und das in der Vagus-Meditation seine Anwendung findet.
- Kinder spielen in der Hocke, die Hocke ist ihr vorbestimmtes Körperverhalten aus pränataler Zeit, das für sie eine Selbstverständlichkeit ist. Es kommt ihrem

Spiel entgegen, denn in dieser Haltung sind sie ihren Spielsachen am nächsten. Sie können sich leicht in ein Versteck zurückziehen, wenn die Herausforderungen dieser Welt sie bedrängen.

Kinder spielen in der pränatal erlernten Hocke
Auch in den ersten Lebensjahren hat also diese »Kauer-Power-Position« unser Leben bestimmt. Im Spiel konnte man sich in dieser Haltung wie in einer Tarnkappe leicht in einer kleinen Höhle verstecken, ohne gleich entdeckt zu werden. Ideal war es, in dieser Hocke am Strand zu buddeln, war man doch in dieser Haltung mit seiner »Spielwiese« eng verbunden, wodurch die eigenhändig erstellten Sandburgen sehr lebensnah gespürt werden konnten.

Auch der wiederholte Gang aufs Töpfchen wurde aus der Hocke heraus spielend gelöst. Wenn es beim Drücken und Pressen irgendwo klemmte, braucht man nur die Oberschenkel gegen den Bauch zu pressen, und alles löste sich in Wohlgefallen auf. Im späteren Erwachsenenleben haben es die Menschen viel schwerer, sie leiden unter ihrer ständigen Verstopfung, weil sie leichtfertigerweise die tiefe Entspannungshocke dem aufrechten Sitz auf dem Porzellanthron geopfert haben.

In der Spielhocke war man stets durch die optimale Entfaltung aller Vorstellungskräfte der absoluten Realität sehr nah, sodass man sich leicht im Spiel verlieren konnte. In voller Achtsamkeit kreisten die Gedanken nur noch um das Spielerlebnis herum, jede Zeit verlor ihre Begrenzung, und man konnte mit ganzer Aufmerksamkeit im gegenwärtigen Tun aufgehen. Auch die enge Bindung an Vater und Mutter war für diesen Moment der absoluten Selbstständigkeit aufgehoben, sodass Vertrauen zur eigenen Stärke wachsen konnte. In der Spielhocke werden in ständiger Wiederholung einzelne

Handlungen eingeübt, ein typisches meditatives Verhalten stellt sich ein, wie es das Kind in pränataler Zeit zusammen mit dem mütterlichen Herzschlag und der Atmung schon erfahren hat.

Anpassung an die Technik durch monotone Sitzarbeit

1. Wie langes Sitzen uns den Atem raubt und den Schritt verkürzt

Bedingt durch die ständige Beugehaltung der Hüft- und Kniegelenke verkrümmt langes Sitzen den Menschen. In dieser Beugekontraktur der Hüften wird primär ein Muskel behindert, der tief im Becken verborgen liegt, sodass man ihn nicht sehen und nicht anfassen kann. Er ist das Filet unter den Muskeln, das natürlich auch bei den Tieren beim Laufen und Springen eine große Rolle spielt. Nur gehen die Tiere mit diesem so wichtigen Laufmuskel wesentlich verantwortlicher um als der Mensch bei seinem langen Sitzen. In der Tierwelt sichert dieser sogenannte Hüftlendenmuskel das Überleben im Kampf ums Dasein. Denn ob im Angriff oder in der Flucht, wichtig ist die Tatsache, dass die Hüftgelenke stets frei beweglich bleiben. Das führt beim Geparden so weit, dass das Tier im Lauf die Hüftgelenke praktisch bis zum Spagat strecken kann. Nur so erreicht dieser Sprinter seine Spitzengeschwindigkeit, die schneller ist als die eines Porsche Carrera.

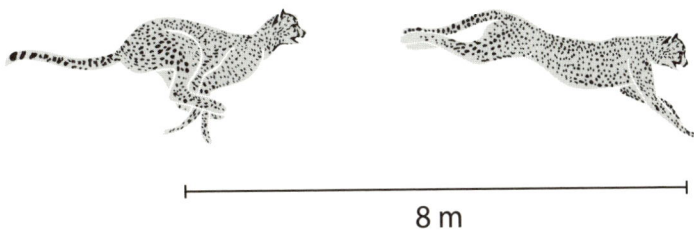

Acht Meter im Spagat, der Gepard als Bewegungswunder. [40]

Ganz anders verhält sich der Mensch, der durch sein langes Sitzen in einer 90-Grad-Beugestellung der Hüften alles unternimmt, dass dieser Hüftlendenmuskeln einer chronischen Leistungsschrumpfung ausgesetzt ist, sodass wir beim Gehen und Stehen Mühe haben, die Hüftgelenke zu strecken, und der Gegenschwung beim Gehen in keiner Weise mehr möglich ist.

Der »geheimnisvolle Mr. I.« – unser wichtigster Gesundheitsmuskel

Die Rede ist vom »geheimnisvollen Mr. I.«, so genannt nach der lateinischen Bezeichnung Musculus iliopsoas (M. I.), auch als Hüftlendenmuskel bekannt – das Filet, das Sie sich bevorzugt zu den Festtagen leisten.

- Mr. I ist ein wichtiger Atemmuskel, weil er der Gegenspieler (Antagonist) des Zwerchfells ist und sein Spannungszustand auf das Tiefertreten des Zwerchfells bei der Einatmung Einfluss nimmt. Beim langen Sitzen ist er durch die gebeugten Hüften chronisch verkürzt, sodass er besonders im Stehen die Einatmung behindern kann.
- Er ist entscheidend für unsere Rückengesundheit, bestimmt er doch die Abschwingung der Lendenwirbelsäule (Lordose) nach vorn, sodass sein Spannungszustand entscheidend darauf Einfluss nehmen kann, ob ein Bandscheibenvorfall eintritt.
- Er ist unser wichtigster Laufmuskel, denn er steuert die Beugung und Streckung der Hüftgelenke beim Gehen und Laufen.
- Auch bei der Geburt ist er von Bedeutung: Der kindliche Kopf rutscht über die Vorderfläche des Mr. I. in den Geburtskanal. Ein entscheidender Grund dafür, dass Kinder am leichtesten in der Hocke geboren werden, denn in dieser Entspannungslage sorgt er dafür, dass der Geburtskanal um ein Drittel größer ist als in körperlicher Streckung.

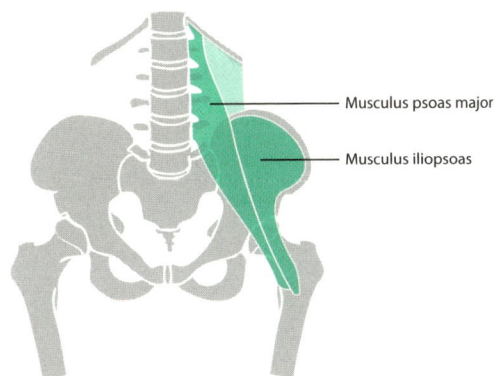

Der wichtige Hüftlendenmuskel, dessen Elastizität unser Gangbild, die Intensität der Einatmung und die Stellung der Lendenwirbelsäule bestimmt. [41]

Aus der Anatomie ist ersichtlich, dass Mr. I. nicht nur unsere Rückengesundheit bestimmt, er legt auch entscheidend die Atemtiefe fest und steuert nachhaltig das Gehen und Laufen. Durch langes Sitzen kommt es automatisch zu einer chronischen Verkürzung des Hüftlendenmuskels, sodass allein hierdurch das Gehen schon im Ansatz behindert wird. Langes Sitzen bewirkt eine chronische Verkürzung des Hüftlendenmuskels und stellt ein deutliches Bewegungshindernis dar, weil die Schrittlänge nachhaltig darunter leiden muss:

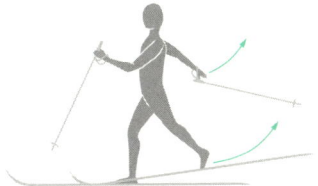

Der kraftvolle Gleitschritt wird direkt von der Elastizität des Hüftlendenmuskels bestimmt. [42]

- Langes Sitzen behindert schon beim Schrittansatz speziell den Gegenschwung aus den Hüftgelenken. Dieser Gegenschwung ist beim Skilanglauf gut zu beobachten. Der wichtige Gleitschritt nach vorn kann nur dann optimal gestaltet werden, wenn beim hinteren Schrittansatz die typische Ausholbewegung des Gegenschwungs eingeleitet wird.
- Aber auch der raumgreifende Gleitschritt nach vorn ist auf einen elastischen Hüftlendenmuskel zurückzuführen, der nur durch den optimalen Gegenschwung sein ganzes Kraftpotenzial abrufen kann. Vor allem die Faszienanteile im Hüftlendenmuskel sind auf die Gegenbewegung angewiesen. Erst hierdurch kann der Kata-

pulteffekt durch die wirksame Längenerweiterung der Sehnen und Faszien ausgelöst werden. Durch diesen Gegenschwung in den Hüften wird der Körper aufgerichtet, ein elastischer, geschmeidiger Schritt ist die Folge, wie ihn der frühere amerikanische Präsident so unverfälscht zur Schau stellen konnte, diesen berühmten »Obama-Swing«, der nichts anderes war als die betonte Gegenschwungphase der Beine beim hinteren Schrittansatz.

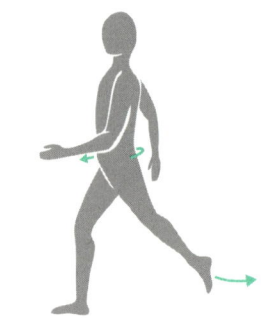

Entscheidend beim Gehen ist der Gegenschwung aus den Hüftgelenken heraus. Er richtet den Körper auf, bestimmt die Schrittlänge und steuert nachhaltig das Tempo. [43]

Frei singen mit einem optimal entspannten Mr. I.
Schon beim Singen im Stehen sind wir gut beraten, darauf zu achten, dass unser Mr. I. nicht seine volle Spannung ausspielen kann:

- Die Hüft- und Kniegelenke sollten leicht gebeugt sein. Damit ist der Hüftlendenmuskel leicht entspannt, und das Zwerchfell kann bei der Einatmung relativ frei in den Bauchraum eintreten.
- Unterstützt wird die leichte Hüft- und Kniebeugung durch flache Plateauschuhe, weil hohe Absatzschuhe das Hohlkreuz betonen und die Streckung der Hüft- und Kniegelenke verstärken.

Langes Sitzen schädigt und behindert nachhaltig den tief im Becken liegenden Hüftlendenmuskel alias Mr. I. alias Musculus iliopsoas, denn seine chronische Verkürzung schränkt nicht nur die Atmung ein, sie nimmt uns auch die Bewegungsfreiheit beim Gehen und Laufen.

Hilfe durch das Storchenbein-Ritual
In der gegenwärtigen Misere des langen Sitzens ist es eine Tatsache, dass wir den Grundbedingungen unseres wichtigen Gesundheitsmuskels, des Hüftlendenmuskels, in keiner Weise mehr gerecht werden.

- Wir sitzen ständig mit einem um 90 Grad gebeugten Hüftgelenk, sodass sich unser Mr. I. nicht richtig entfalten kann. Zusammengeschrumpft fristet dieser Hüftlendenmuskel im Becken ein kümmerliches Dasein.

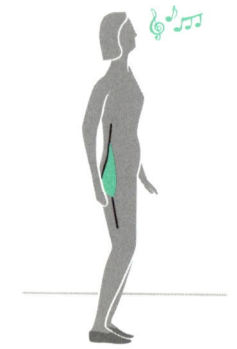

Fersenbetontes Stehen in leicht gebeugten Kniegelenken erleichtern die Atmung und die Tonbildung. [44]

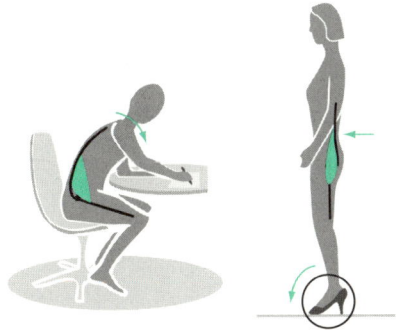
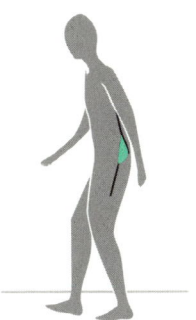

Langes Sitzen lässt den Hüftlendenmuskel im Becken schrumpfen, sodass er sich beim Stehen kaum noch entfalten kann – eine Hauptursache für Rückenbeschwerden. [45]

Der durch langes Sitzen geschrumpfte Hüftlendenmuskel ist entscheidend, einmal für die krumme Körperhaltung, zum anderen für die kurze Schrittfolge. [46]

- Der anstehenden Längenerweiterung beim Stehen und Gehen kann er nicht mehr Folge leisten und verursacht logischerweise ein verstärktes Hohlkreuz (Lordose) – mit der ständigen Gefahr eines Bandscheibenvorfalls im Zusammenhang mit chronischen Rückenbeschwerden.
- Der verkürzte Mr. I. verursacht also eine Schrittlängenverkürzung und behindert nachhaltig den so wichtigen Gegenschwung aus den Hüften schon beim hinteren Schrittansatz. Gebeugt und im kurzen Stakkato ist der Sitzmensch unterwegs, nicht mehr schwungvoll auf elastischen Beinen.

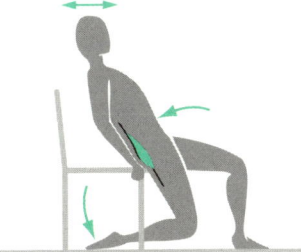

Nach jedem langen Sitzen ist es ratsam, vor dem Aufstehen vom Stuhl den Hüftlendenmuskel zu dehnen. [47]

Das unverzichtbare Gebot beim langen Sitzen ist die wiederholte Dehnung des Mr. I. durch das Storchenbein-Ritual zur Öffnung beider Hüftgelenke.

Vorn am Rand eines Stuhls mit seitlicher Handstütze sitzend verlagern Sie das rechte Bein maximal nach hinten, der rechte Fußrücken drückt gegen den Boden, und Sie verlagern den Oberkörper intensiv nach hinten, bis ein leichtes Ziehen in der rechten Leiste spürbar wird. Verfallen Sie nicht ins Hohlkreuz, konzentrieren Sie sich ganz auf die Hüftstreckung. Beim Faszienstretching schwingen Sie wiederholt mit dem Oberkörper vor und zurück, oder Sie drücken wiederholt mit dem rechten Fußrücken gegen den Boden (sieben Mal wiederholen). Wiederholung der Gegenseite. Sie können die Dehnung auch mit beiden Beinen zugleich durchführen, dabei gut mit den Händen seitlich abstützen.

Dieses Storchenbein-Stretching wird nur dann zu einem täglichen, ja stündlichen Ritual beim langen Sitzen, wenn Sie sich nach der Hebb'schen Lernregel richten, d. h. wenn Sie das Storchenbein-Stretching vor jedem Aufstehen praktizieren. Auf diese Weise bilden sich im Gehirn neue neuronale Netzwerke, und nach vier bis sechs Wochen täglicher Praxis können Sie das eine ohne das andere nicht mehr tun.

Mein persönlicher Tipp für Sie: Kein Aufstehen nach längerem Sitzen ohne das Storchenbein-Ritual.

Ist das Storchenbein-Ritual erst fest im Gehirn verankert, können Sie gar nicht mehr anders aufstehen, als zuvor Mr. I. über sieben bis zehn Sekunden zu dehnen.

2. Sitzen: Ja, aber bitte richtig

Die Welt ist bipolar aufgebaut, ausgerichtet auf sich diametral gegenüberstehende Gegensätze, die wie Tag und Nacht einander ausschließen, aber trotz ihrer Konfrontation aufeinander angewiesen sind. Der Tag braucht die Nacht und umgekehrt die Nacht den Tag. Jeder extreme Pol ist auf die ihm zustehende Zeit und den entsprechenden Raum für seine Entfaltung angewiesen, damit die Einheit gewahrt ist und das System im Gleichgewicht bleibt.

Graphisch erfasst, entsteht für alle natürlichen Wachstumsprozesse die Lebensspirale, die eine ganz bestimmte Zielrichtung verfolgt. Durch die kohärente Aufteilung der Gegensätze geht es um Wachstum im Sinne der Existenzsicherung: Harmonie, Balance, Kohärenz, Gesundheit, Sinn, Werte, Glauben: Das sind die Grundforderungen für ein erfülltes Leben. In der einfachen Darstellung für den 24-Stunden-Tag sieht die Aufteilung wie folgt aus: Zwölf Stunden Helligkeit des Ta-

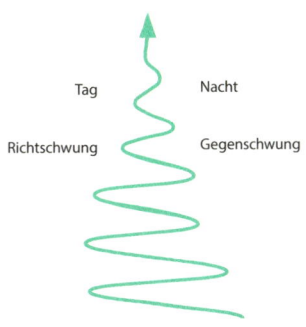

Gesundheit erfährt der Mensch nur im ständigen Wechsel der Gegensätze. Auch die Bewegung lebt vom ständigen Wechsel zwischen Richt- und Gegenschwung. [48]

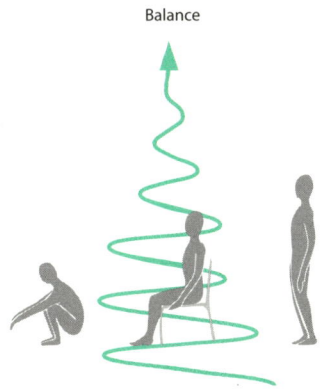

Sitzen ist nur eine Grenzflächensituation zwischen der Hocke als unserer Kauer-Power-Stellung und der Körperstreckung zur Energieabgabe. [49]

ges werden abgelöst durch zwölf Stunden Dunkelheit der Nacht, ein Grundgesetz der Erde, nach dem sich alle Geschöpfe zu richten haben. Dieses Grundgesetz der Bipolarität gilt aber auch für die Bewegung im Wechsel zwischen Richt- und Gegenschwung und für die Körperhaltung zwischen der Hocke als Energiespeicherposition und der Körperstreckung, in der die Energie freigesetzt werden kann.

Diese existenzielle Lebensspirale gilt für alle Lebenserscheinungen ohne Ausnahme, für Mensch, Tier und Pflanzen, die auf Wachstum und Gesundheit angewiesen sind.

Übergangszone Sitzen

Unsere körperliche Erscheinung ist zum einen auf den Energiespeicher Hocke, zum anderen auf die Energieabgabe Körperstreckung angewiesen. Also hat die existenzielle Lebensspirale auch für unser Sitzen im Schwerkraftfeld der Erde Gültigkeit. Auch hier gilt die bipolare Aufteilung: auf der einen Seite für das Stehen als aktive Daseinsform des Menschen in Zusammenhang mit Gehen, Laufen, Arbeiten, Reisen etc. Und auf der anderen Seite für die naturrichtige Hocke, die für Entspannung, Erholung und Energiegewinnung steht.

Dazwischen liegt eine Übergangszone von einem Extrem zum anderen, in der der Körper nicht richtig aktiv sein kann, aber in der er auch keine richtige Erholung findet. Das ist die Baum-und-Borke-Situation, von der schon die Rede war – eine Durchgangsstation, die nicht auf Dauer ausgerichtet ist. Beim Sitzen hält sich der Mensch jedoch auf Dauer in genau dieser Übergangszone auf. Eine Situation, die vergleichbar mit der Morgendämmerung ist, wenn die Nacht in den Tag übergeht, ein Zwielicht erhellt die Szene, das weder hell noch dunkel erscheint.

Energiekonzept logarithmische Spirale

Aus Sicht der rhythmischen Spiralkinetik ist die Spirale das wirksamste und erfolgreichste Energiekonzept der Natur. Blumen, Bäume, Wald, Feld und Wiesen gedeihen in Spiralen, weil auf dieser Bahn das Sonnenlicht durch die Pflanzen optimal genutzt werden kann. Die logarithmische Spirale steht für ein exponentielles und damit explodierendes Wachstum, wenn die Extremstellungen eingehalten werden, wenn die Winter kalt und rau und die Sommer heiß und lichtstark sind, wie das jedes Jahr der Frühling nach einem besonders kalten Winter beweist.

Unsere Sitzspirale ist nicht mehr kohärent

Unsere Sitzspirale ist alles andere als kohärent, wir sitzen ständig zwischen Baum und Borke, jenem Taschenmesser vergleichbar, das weder richtig geschlossen noch richtig geöffnet ist. Vorsicht ist geboten, wollen wir dabei nicht krank werden. Das Messer ist nur in gestreckter Form einsatzfähig, in Ruhestellung zusammengeklappt kann es gefahrlos in der Tasche versorgt werden. Genauso geht es mit unserem Körper, der, wie erwähnt, spiralförmig aufgebaut ist. Komprimiert in der Hocke hat er alle Energie gespeichert, die unverzichtbare Startposition, wenn ein Hundert-Meter-Läufer im Sprint überhaupt bestehen will.

Wie sitzt der Mensch richtig?

Die Kardinalfrage der Gegenwart lautet: Kann der Mensch in der Form, wie wir es gegenwärtig tun, überhaupt richtig sitzen? Ein Sitzausgleich durch wiederholtes Aufstehen ist möglich, häufig aber schwer realisierbar, weil jede intensive Bildschirmarbeit diesen Ausgleich ganz einfach übergeht. Nur wenigen gelingt es, die naturrichtige Hocke auf Dauer auszuüben, im Grunde kann sie nur wiederholt und gezielt eingesetzt werden. Der Wech-

Sorgfältiger Umgang mit der Hocke beim Hundertmeterlauf
Hier wird uns die Kauer-Power-Position deutlich vor Augen geführt. Der Sportler geht, wenn er Erfolg haben will, sorgfältig mit der Hocke um: Er katapultiert sich nicht sofort in die extreme Energieabgabehaltung durch die absolute Körperstreckung. Die ersten 60 bis 70 Meter hält er noch einen kleinen Hocke-Restbetrag zurück, erst dann folgt die endgültige Energiefreigabe durch die vollständige Körperstreckung, damit er im Zieleinlauf noch einmal beschleunigen kann.

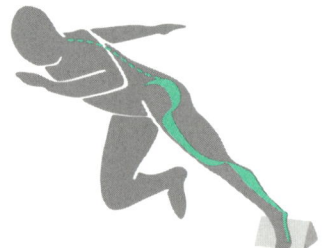

Dem Spiralaufbau der Muskulatur entsprechend kommt der primäre Antrieb aus der Beugeschlinge durch die extreme Vorfußbelastung, die sich über Waden, Oberschenkelstrecker, Gesäßmuskulatur bis in die lumbale Rückenmuskulatur fortsetzt. [50]

sel ist auch in dieser Situation das Gebot der Stunde, mobiles Sitzen ist angesagt, sodass allein hierdurch der Dauerdruck von dem druckempfindlichen Pudendusnerv genommen werden kann, von dem weiter unten noch die Rede sein wird. Wir sind daher gut beraten, die Stellung nur so lange einzunehmen, wie es unbedingt erforderlich ist.

Das Sitz-Befreiungs-Quartett
Hier das unverzichtbare Ausgleichskonzept bei langer Sitzarbeit, vorgestellt als »Sitz-Befreiungs-Quartett«:

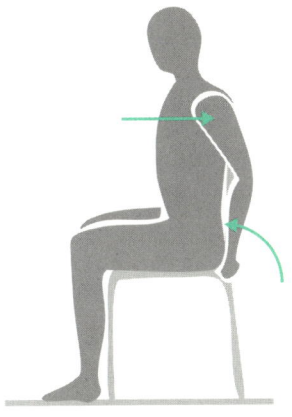

Dynamische Anspannung des Beckenbodens einschließlich der unteren Rückenmuskulatur à la Rückenrodeo mit gleichzeitiger Stimulation des parasympathischen Pudendusnervs. [51]

- *Dynamisches Sitzen* in ständiger Veränderung mit wiederholter Anspannung der unteren lumbalen Rückenmuskeln einschließlich Beckenboden durch wechselnden Druck des Rückens gegen die Lehne: sogenannter Rückenrodeo im Sitzen. Aus der Vorstellungskraft heraus wird der starre Stuhl gegen den dynamischen Rücken eines Pferdes ausgetauscht. Der Rückenrodeo ist das über Jahrhunderte bewährte Verhalten des Menschen auf dem dynamischen Rücken des Pferdes, wobei der Bewegungsimpuls des Tiers auf den Reiter übertragen wird. Der initiale Bewegungsimpuls des Pferdes muss beim Rückenrodeo vom Menschen auf dem Stuhl ausgehen, sodass bewusst Rücken und Beckenboden mobilisiert werden.
- *Halbe und ganze Hocke* während der Bildschirmarbeit. Wenn Sie die naturrichtige Hocke perfekt beherrschen, dann können Sie ständig mit dieser Variation des dynamischen Sitzens spielen, ohne dass Sie Ihre Arbeit auf der Bildschirmtastatur auch nur eine Sekunde unterbrechen müssen. Das ist das perfekte »Training im Vorübergehen«, ein optimaler Stressabbau während der Arbeit, sodass keine zusätzliche Zeit eingebracht werden muss.

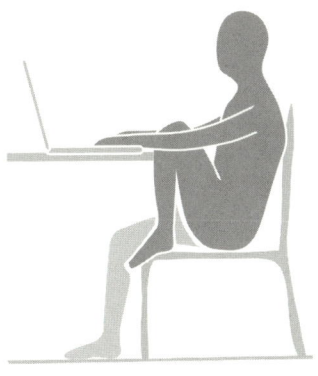

Ohne Unterbrechung ist die wiederholte Einnahme der halben und ganzen Hocke während langer Bildschirmarbeit möglich. [52]

- *Aufstehen* bei jeder Gelegenheit, z. B. bei Handykontakten, beim Gehen zum Drucker etc. Auch dieser Verhaltenshinweis hilft bei monotoner Sitzarbeit, eine »Andersartigkeit«, die Rücken- und Beinmuskeln aus ihrer statischen Haltearbeit in dynamische Bewegungsarbeit versetzt. Auch die wiederholte Hocke vor der Wand mit dynamischer Anspannung der unteren Rückenmuskulatur (exzentrisch) ist ein optimaler Ausgleich.
- Im Zwei-Stunden-Rhythmus *Storchenbein-Ritual.* Vor dem Aufstehen folgt am Stuhlrand das Storchenbein-Ritual. Sie wissen: Durch diese Eingewöhnung werden über neuronale Netzwerke im Gehirn Anker gelegt, auf die Sie nach ca. vier Wochen zählen können, denn dann können Sie gar nicht mehr anders handeln, ohne diesen »Startsprung« geht dann kein Aufstehen mehr.

Der ständige Mix von Variationen in unserem Verhalten ist der erste Schritt in Richtung Gesundheit, denn immer dasselbe macht dumm und krank. Auf den richtigen Wechsel im Leben kommt es an.

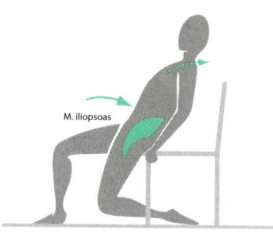

Am vorderen Stuhlrand, seitlich mit den Händen gestützt, öffnen Sie das linke Hüftgelenk maximal. Dabei drücken Sie mit dem linken Fußrücken stark gegen den Boden und verlagern gleichzeitig den Oberkörper nach hinten. Beim statischen Stretching sieben Sekunden halten, beim Faszienstretching sieben wippende Pendelbewegungen des Oberkörpers vor und zurück. Nur hierdurch überwinden Sie die höhere Grundspannung der Sehnen. [53]

Die Leuchtkraft der Rituale

Vertrauen Sie in Zukunft der Erinnerungskraft der Rituale, denn seien wir doch mal ehrlich: Im täglichen Einerlei vergessen wir unsere Rückenübungen, wir handeln in der Regel erst dann, wenn der Rücken schmerzt, und dann ist es meistens schon zu spät. Der Mensch braucht für sein Leben Orientierungshilfen, er braucht immer etwas, das größer ist als er selbst und zu dem er aufschauen kann.

Jeder Mensch ist auf die Leuchtkraft der Rituale angewiesen, denn sonst verläuft der Alltag in Routinen und bleibt fad und leer. Alles dreht sich nur um Arbeit, Freizeit und Vergnügen. Erst die besonderen Ereignisse der Rituale machen das Leben lebenswert. Und wenn dann noch Leistung und Gesundheit davon profitieren – was wollen wir mehr?

Steharbeit als Alternative?

Natürlich sind auch Arbeitsplätze im Stehen, abgefedert auf einer Schaumgummiunterlage, eine abwechslungsreiche Alternative.

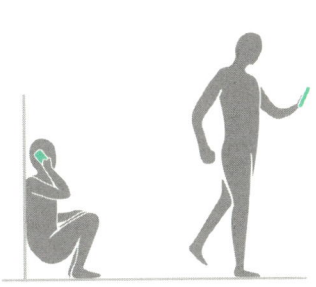

Nutzen Sie jeden Handykontakt zum Aufstehen bei langer Sitzarbeit, sogar in der Hocke an der Wand kann man simsen. [54]

Aber auch lange Steharbeit kann in Monotonie ausarten, sodass wiederholt die naturrichtige Hocke mitberücksichtigt werden muss, um die Tendenz der Lendenwirbelsäule zur Hohlkreuzbildung bei langem Stehen ausgleichen zu können. Zwei Hockstellungen bieten sich an:

- Die *Hocke vor der Wand*, den Rücken nach hinten abgestützt, die Füße stehen parallel und fersenbetont am Boden, die Kniegelenke sind scharnierartig nach vorn ausgerichtet. Dehnungsverstärkung durch das maximale Anziehen der Kniegelenke an die Bauchwand heran und Verlagerung des Kopfs nach vorn zwischen die Kniegelenke.

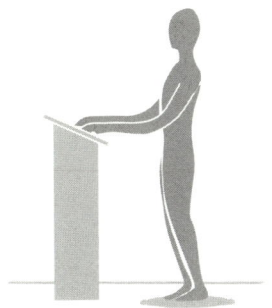

Wiederholte Steharbeit auf gepolsterten Unterlagen, die aber nicht zu massiv ausgelegt sein sollten, weil die in unseren Landen verkürzten Achillessehnen (Absatzschuhe) in der Regel über längere Zeit diesen Barfußstand schlecht tolerieren können. [55]

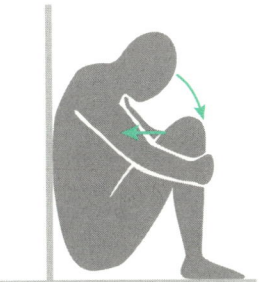

Die optimale Dehnung des Rückens vor der Wand in der tiefen Hocke. Wiederholte exzentrische Anspannung der unteren Rückenmuskulatur in der tiefen Hocke (sieben Mal) verbessert die Elastizität nachhaltig. [56]

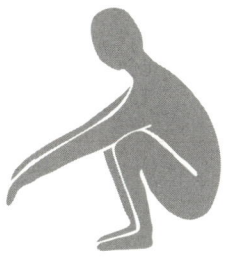

Optimale Dehnung der unteren Rückenmuskulatur in der freien naturrichtigen Hocke mit gleichzeitiger Erweiterung des Spinalkanals. [57]

- In der *freien Hocke*, die Sie Schritt für Schritt durch die Hocke vor der Wand gelernt haben, sind die Waden-Achillessehnen so weit gedehnt, dass Sie die Fersen an den Boden bringen, ohne auf den Rücken zu fallen. In dieser Hocke liegen die gestreckten Arme mit den Oberarmen auf den Kniegelenken.

Mit der Hocke dem Stress die Stirn bieten
Die naturrichtige Hocke, die wir so wirkungsvoll bei jeder längeren Sitzarbeit einsetzen können, ist eine der wirksamsten Antistressmaßnahme der Gegenwart. Diese Kauer-Power ist schnell und einfach verfügbar. Wir sollten darauf achten, sie so früh und so oft wie möglich im Alltag zu nutzen. Vor allem unsere Kinder sollten dahin gebracht werden, diese wirksame Entspannungsmaßnahme ein Leben lang beizubehalten. Vorsicht ist vor allem beim ersten Schuhkauf geboten, um äußerst kritisch jeder Absatzerhöhung zu begegnen. Auf Dauer ist in jedem Fall den Plateauschuhen der Vorzug einzuräumen.

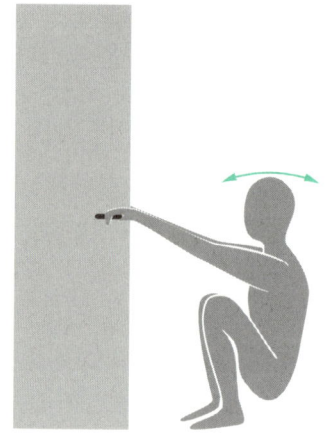

Im Alter nähern wir uns nur vorsichtig der Hocke
Im vorgerückten Alter kann es oft Schwierigkeiten mit der Hocke geben. Entweder sind die Rückenverspannungen so groß, dass das Absinken in die Kauerstellung Probleme aufkommen lässt, oder degenerative Kniegelenks- sowie Rückenerkrankungen bereiten Schwierigkeiten, die der Hocke im Wege stehen. Gehen Sie also vorsichtig zu Werke und erzwingen Sie nichts. Hören Sie immer auf die Zeichen Ihres Körpers, oder rufen Sie mich an. Im Übrigen ist die Hocke im Liegen eine gute Alternative, in Rückenlage ziehen Sie mit den Armen die Kniegelenke intensiv an die Bauchwand heran und verlagern dabei den Kopf zwischen die Kniegelenke.

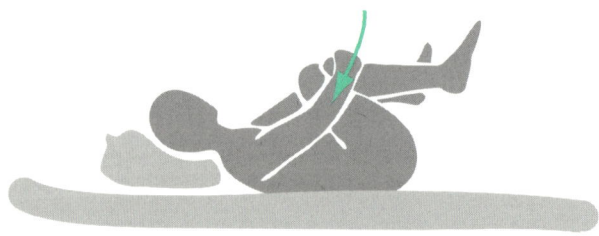

Im Liegen fällt die Hocke leichter, weil die Kniegelenke entlastet werden, die häufig wegen vorzeitiger Arthrose der hohen Druckstufe in vertikaler Haltung nicht gewachsen sind. [58]

Sitzen: Ja, aber bitte richtig

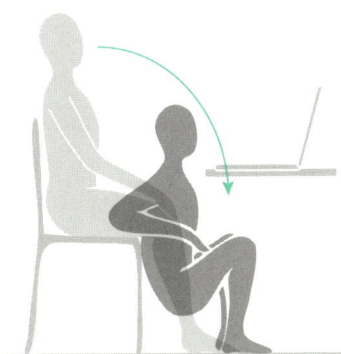

Mit Kauer-Power-Episoden durch den Stressalltag

Die wiederholte Hocke als Kauer-Power-Episode im Stressalltag lege ich Ihnen dringend ans Herz. So können Sie sich bei jeder Gelegenheit in diesen meditativen Schutzraum zurückziehen. Sie praktizieren die halbe und ganze Hocke auf dem Stuhl ganz nebenbei während der Tastenarbeit.

- In der Lernphase üben Sie die Hocke an einer geöffneten Tür. Ihre Füße stehen mit festem Bodenkontakt der Fersen parallel nebeneinander, die Arme sind maximal gestreckt. Sie senken das Becken maximal nach unten und formen einen möglichst runden Rücken. In der tiefen Körperstellung spannen Sie bei dynamischen Faszienstretching wiederholt die Waden an, die dadurch schnell ihre Stressspannung verlieren. Das ist die optimale erholsame Kurzpause bei der Hausarbeit mit dem Staubsauger, den Sie aber nur einhändig bedienen sollten, der andere Arm liegt dabei auf dem Rücken.

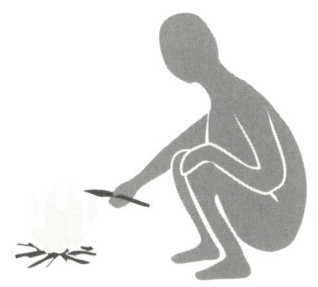

- Bei der Sitzarbeit am PC wechseln Sie wiederholt in die halbe oder ganze Hocke, dabei können Sie Ihre Tastenarbeit in dieser Haltung fortsetzen (siehe Abb. 52).
- Sie praktizieren die Hocke in hängender Position in jeder Wartezeit, vor dem TV, wo immer Sie wollen. In dieser Haltung wird der Bandscheibendruck auf null geschaltet, der im normalen Sitzen und Stehen bei ca. 120 kg liegt, die beste Vorbeugung gegen Bandscheibenschäden.

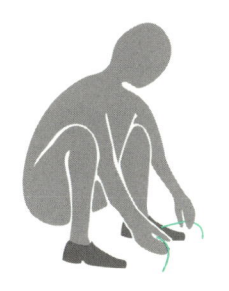

Das Binden der Schuhe ist ein Leistungstest in Elastizität, denn jetzt müssen Sie aus der Hocke heraus den Oberkörper noch leicht nach rechts und links drehen. [59]

- Mit diesen Vorübungen sind Sie bald dazu imstande, die freie Naturhocke, von mir als Saigonhocke bezeichnet, zu beherrschen, sodass Sie auch Ihre Haushalts- und Gartenarbeit in dieser Entspannungshaltung verrichten können. Schließlich gelingt es Ihnen sogar, die Hocke beim Zubinden Ihrer Schuhe zu praktizieren.

Die Hocke als Super-Kauer-Power-Position
Die freie Hocke wird zur Super-Kauer-Power, wenn Sie die Dehnung der Hände mit in die Entspannung einbeziehen. So profitiert nicht nur der Rücken davon, sondern auch die Handbeuger, die gegenwärtig bei monotoner Belastung am PC in chronischer Stressspannung stehen, sodass das Karpaltunnelsyndrom zur häufigsten Berufskrankheit ausarten konnte.

Sie praktizieren die freie Hocke in der hinteren und in der vorderen Stellung. Sie starten aus der hinteren Position heraus. Dabei stehen beide Füße mit festem Fersenkontakt parallel am Boden. Gedehnt werden Rückenmuskeln, Beckenboden, Kniescheibensehne, Waden, Achillessehnen.

Aus der hinteren Einstellung heraus heben Sie jetzt die Fersen an und verlagern beide Kniegelenke nach vorn auf den Boden. Ergänzend hierzu legen Sie die Hände vor den Kniegelenken so auf den Boden, dass die Finger nach hinten weisen, die Daumen nach außen. Das vordere Ablegen der Finger beginnt mit den Fingerkuppen am Boden durch die Vorverlagerung des Körpers, danach folgt die ganze Hand. Dabei sind die Handgelenke maximal überstreckt. Alle Finger liegen fest auf der Unterlage. Hier-

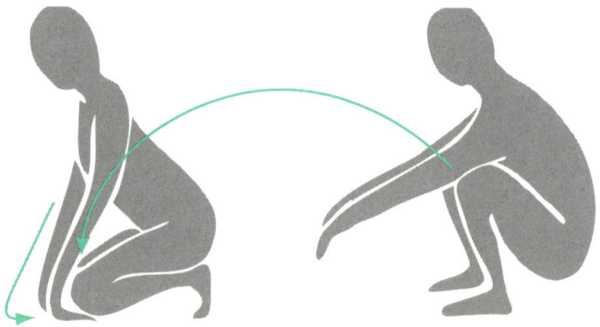

Ein spezielles Stretching total erleben Sie in der vorderen und hinteren Pendelhocke. Sie dehnen Rücken, Beckenboden, Waden-Achillessehnen, Fußsohle und Zehen, die Arme und Hände nicht ausgenommen. Besser geht es nicht! [60]

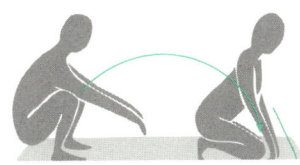

Machen Sie dieses spezielle Faszienstretching total in der Hocke auf der weichen Matratze zur ihrem täglichen Ritual am Morgen. Rücken, Arme und Beine danken es Ihnen. [61]

durch werden eine zusätzliche Dehnung der Fußsohlen und eine Dehnung der Fingerbeuger erreicht.

Jetzt folgt das hochwirksame Faszienstretching durch die ständige Verlagerung des Körpers zwischen der hinteren und vorderen Stellung. Hierbei rollen einmal der Fuß regelmäßig über Ferse und Vorfuß und danach die Hand zwischen den Fingerspitzen und der ganzen Handfläche ab.

Faszien-Stretching total

Dieses »Stretching total« ist in seiner komplexen Entspannungswirkung kaum zu überbieten. Mehr als zehn Muskeln und Faszien werden gleichzeitig gedehnt mit hervorragender Wirkung gegen Rückenbeschwerden, gegen Wadenkrämpfe und Achillessehnenbeschwerden, gegen eine Fersenspornbildung, gegen Krallenzehen und gegen das Karpaltunnelsyndrom. Diese Übung können Sie jeden Morgen im Bett praktizieren. Der elastischen Unterlage ist dabei eine zusätzliche Wirkung zu verdanken, weil hierdurch die Dehnung der Fußsohlen deutlich betont wird. Außerdem lernen Sie schnell die Hocke, weil Sie sich leicht seitlich am Matratzenrand festhalten können, um nicht auf dem Rücken zu landen.

Dreidimensionales Stretching

Die Hocke ist weiter steigerungsfähig, sie muss es auch sein, denn die meisten Dehnungsübungen erreichen nur die längsverlaufende Muskulatur im Rücken, vor allem aber im Beckenbereich. Wichtige Muskelgruppen wie z.B. die mehrschichtigen Gesäßmuskeln zeigen aber einen betont dreidimensionalen Aufbau mit Anteilen besonderer Tiefenwirkung. Um diese Rotatoren auch beim Stretching mit erfassen zu können, braucht es ein dreidimensionales Stretching, das ich Ihnen jetzt vorstellen möchte.

- *Erste Stufe:* dreidimensionales Stretching vor einer Wand. Mit dem Rücken zur Wand gehen Sie in die tiefe Hocke. Sie umarmen den rechten Unterschenkel und legen die linke Wange an die Außenseite des rechten Kniegelenks. Beim faszialen Stretching spannen Sie in dieser Haltung wiederholt die Rückenmuskeln an (sieben Mal). Wiederholung der Gegenseite mit Umklammerung des linken Unterschenkels.
- *Zweite Stufe:* dreidimensionales Stretching vor der Wand. Mit dem Rücken zur Wand gehen Sie wieder in die tiefe Hocke. Jetzt legen Sie das rechte Knie über das linke und ziehen mit den Unterarmen beide Kniegelenke maximal an die Bauchwand heran. Beim Faszienstretching sieben Mal Anspannung des Rückens. Wiederholung Gegenseite.

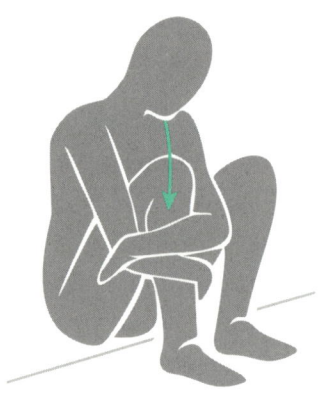

Dehnung der längs verlaufenden Muskulatur und auch der Rotatoren mit Tiefenwirkung im Rücken- und Beckenbereich. [35]

Stretching als »Meditation & More«
Was nun folgt, ist ein ganz spezielles Stretching, das nicht nur peripher wirkt, sondern durch eine zentrale Entspannung nachhaltig verstärkt wird. Diese zentrale Entspannung geht vom Vagus aus, dem wichtigen Entspannungsnerv des vegetativen Nervensystems. Wir erreichen den Nerv durch die Stimulation des dritten Hirnnervs (Nervus oculomotorius), des motorischen Augennervs, der nicht nur motorische, sondern auch parasympathische Fasern führt. Er erreicht den Vaguskern im Hirnstamm und von dort in Sekunden Herz, Lunge und Bauchraum.

Die Nervenstimulation erfolgt über die mechanische Stimulation der Augen durch den zarten Druck beider Handflächen. Damit wird das parasympathische Ganglion hinter den Augen erreicht. Dieses Ganglion aktiviert im Hirnstamm das Kerngebiet des Vagus. Von dort geht das Entspannungssignal in Sekunden an Herz, Lunge und Bauchraum. Diese spezielle Form der Augenpressur wird gleichzeitig in der Entspannungshocke durchgeführt, wodurch eine Rückenentspannung möglich wird.

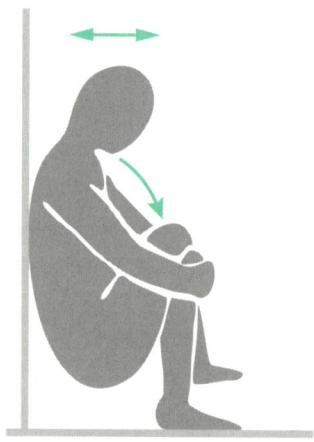

Intensivierung der Tiefenwirkung im Rücken-Beckenbereich durch das Überschlagen der Beine. [36]

Die Übung kann aus der freien Hocke, aber auch während der Sitzarbeit in der Hocke auf dem Stuhl durchgeführt werden. Aus der Hocke heraus legen Sie beide Arme auf die gebeugten Kniegelenke, drehen die Handflächen nach oben und drücken behutsam mit den Handflächen gegen die geschlossenen Augen. Mehrere Sekunden halten, dann nehmen Sie die Hände weg, lassen aber die Augen weiter geschlossen und betrachten gezielt die geschlossenen Augenlider von hinten. Dabei tauchen Farben auf, Gelb, Rot, Violett, ganz unterschiedlich. Konzentrieren Sie sich auf diese Farben. Auch die schwarzen Punkte (»fliegende Mücken«) können ins Blickfeld kommen, die Sie auch ins Visier nehmen können. Das ist das »Cinéma interne«-Programm der Vagus-Meditation. Mehr dazu in dem Buch *Bonusjahre*.

Bei Meditation & More kommen mehrere Wirkungskomponenten zusammen, in diesem Fall die Entspannung des Rückens durch die Hocke und die Tiefenentspannung des Vagus durch die Naheinstellung der geschlossenen Augen auf den Farbwechsel. Grundsätzlich handelt es sich um ein bewährtes Programm in der Natur, um Wachstumsvorgänge nachhaltig zu beschleunigen. In diesem Konzept arbeiten die einzelnen Teilbereiche nicht neben-, sondern miteinander, sodass sie sich regelrecht aufschaukeln können, und zwar nach dem Motto: »Das Ganze ist immer mehr als die Summe der Einzelteile.« Eine Rechnung mit Gewinn tut sich auf, in der 1 + 1 nicht 2, sondern 3 ergibt! Das sind die wirksamen Synergien, die beim natürlichen Wachstum regelrechte Schübe auslösen.

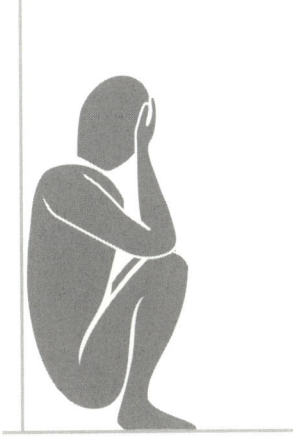

Sie praktizieren die Hocke auf dem Arbeitsstuhl oder vor einer Wand bei gleichzeitiger zarter Kompression der Hände auf die geschlossenen Augen. Wiederholt geben Sie den Druck frei, ohne aber die Augen zu öffnen. Dabei tauchen unterschiedliche Farben auf, auf die Sie sich konzentrieren. [62]

Meditation & More gegen müde Augen und Rückenschmerz bei langer Bildschirmarbeit

Die Hocke plus Augenpressur plus »Cinéma interne« als Meditation & More ist eine perfekte Hilfe bei zentralem Stress, gegen Rückenschmerzen, gegen müde Augen bei langer Bildschirmarbeit, sie kann schnell und unmittelbar im Stressalltag genutzt werden.

3. Falsches Sitzen und falsche Bodenarbeit

Ich habe unser Sitzverhalten mit einem halb geöffneten und halb geschlossenen Taschenmesser verglichen. Nicht nur dieses Taschenmesser, auch unser Sitzen stellt eine große Verletzungsgefahr für jeden Einzelnen von uns dar. Ein bedenklicher Zustand, der aber nicht nur auf dem Arbeitsstuhl, sondern auch auf der freien Arbeitsbühne direkt am Boden zu beobachten ist.

Der Homo sedens sitzt nämlich nicht nur auf dem Stuhl verkehrt, er praktiziert auch die Bodenhocke gegen alle Gesetze der Biomechanik. Aus gutem Grund kann man daher hier von der europäischen Krampfhocke sprechen, weil sie einer tatsächlichen Krampfsituation gleichkommt. Sie wird im Westen übrigens auch nur ansatzweise durchgeführt, weil unser ganzes Trachten darauf ausgerichtet ist, so schnell wie möglich aus dieser Umklammerung wieder herauszukommen. Dieses Absitzen im Freien ist nur ein Notbehelf, ganz im Gegensatz zur Saigonhocke, die in Vietnam den Alltag prägt und von den Menschen bei den unterschiedlichsten Arbeitsstellungen eingenommen wird.

Wenn Sie beide Hocken miteinander vergleichen, werden Sie schnell die Unterschiede feststellen.

Naturrichtige Hocke:
- Fersen abgesenkt durch elastische Waden und Achillessehnen
- Kniegelenke scharnierartig frontal ausgerichtet
- Rücken elastisch gerundet, Spinalkanal optimal geöffnet
- Puborektaler Schließmuskel geöffnet

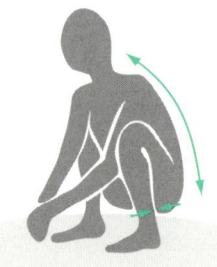

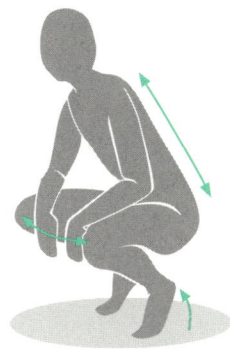

Naturunrichtige Hocke:
- Fersen durch verkürzte Waden und Achillessehnen angehoben
- Kniegelenk meniskusbelastend nach außen verdreht
- Rücken bretthart durch verkürzte Rückenmuskeln aufgerichtet, Spinalkanal nicht erweitert
- Puborektaler Schließmuskel geschlossen

Saigonhocke, die Hocke der Naturvölker
Die naturrichtige Hocke findet man heute auch noch bei vielen Naturvölkern in Südostasien, in Afrika, Südamerika und auch bei den Eskimos. In Vietnam ist sie mir erstmalig bewusst begegnet, und sie ist im Alltag dort nicht wegzudenken. Die naturrichtige Hocke ist außerdem ein optimal und schnell durchführbarer Leistungstest, da sie die Elastizität des Rückens und der Waden auf einfache Weise dokumentieren kann. Der gleichmäßig gerundete Rücken belegt eine frei bewegliche Rückenmuskulatur einschließlich der großen Lumbalfaszie und eine gedehnte Wadenmuskulatur einschließlich der Achillessehne.

Die Rundung der Wirbelsäule in der Hocke wird in der Medizin mit dem Schober-Zeichen ausgewiesen. Die Abstandsverlängerung einer 10 Zentimeter langen Strecke in Höhe des ersten Lendenwirbelkörpers im Stehen ist bei extremer Rumpfbeuge auf 15 Zentimeter erweiterungsfähig.

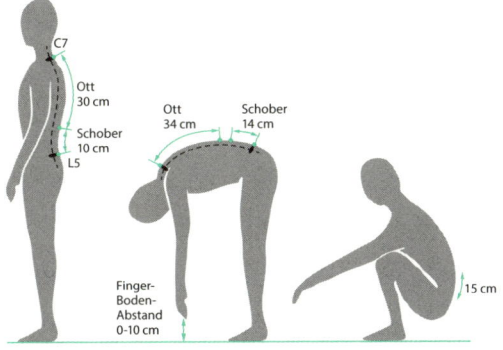

Entfaltungsmöglichkeit der lumbalen Rückenmuskulatur in extremer Rumpfbeuge, analog zur naturrichtigen Hocke. [63]

Falsche Bodenarbeiten auf allen Baustellen
Neben dem falschen Sitzen sind es vor allem die verkehrten Bodenarbeiten, die aus Sicht der Biomechanik als überaus bedenklich eingestuft werden müssen. Und das sollte überraschen, wenn man bedenkt, dass die gut organisierte Berufsgenossenschaft sich um alles kümmert, was mit der Sicherheit am Arbeitsplatz zu tun hat. Sicherheitsschuhe, Schutzhelme, Sicherheitsleitern etc. – die Sicherheit am Arbeitsplatz hat in dieser Organisation oberste Priorität. Nur die Tatsache, dass auf nahezu allen Baustellen in der falschen Hocke gearbeitet wird, diese Problematik wird ausgeblendet, was ich nicht verstehen kann, denn in der europäischen Krampfhocke gibt es zwei entscheidende Gefahrenmomente:

- Der brettharte Rücken in dieser Zwangshocke belegt eine hohe Druckbelastung insbesondere der Lendenwirbelsäule. Es findet weder eine Dehnungsentlastung der Muskulatur noch eine Erweiterung des Spinalkanals statt, die Bandscheibenräume werden stark komprimiert.
- Eine hohe Druck- und Zugbelastung besonders im Bereich des Innenmeniskus wird durch die Außenrotation der Kniegelenke hervorgerufen, die für diese Bewegung anatomisch nicht ausgelegt sind. Das Knie ist ein Scharniergelenk, bedingt durch die beiden Oberschenkelkondylen (Rollen) und den breitflächig ausgerichteten Schienbeinkopf. In der starken Kniebeuge werden die Menisken in den hinteren Gelenkraum verlagert, was der Innenmeniskus durch seine starke Anheftung an die Gelenkkapsel kaum leisten kann. Dadurch gerät er in eine gewaltige Druck-Zug-Wirkung (Knochenzange), wodurch das Knorpelgewebe langsam zermürbt wird (Degeneration). Hat ein Bau- oder Gartenarbeiter über Jahre wiederholt in dieser Hocke gearbeitet, genügt häufig ein einfacher Vorgang des

täglichen Lebens (Gelegenheitsvorgang), dass bei einer simplen Knieverdrehung relativ häufig ein Meniskusriss auftreten kann. Das ist meine Erfahrung als langjähriger Gutachter der Berufsgenossenschaften. Eine einfache Knieverdrehung am Arbeitsplatz kann ich nicht als Arbeitsunfall anerkennen, weil der eigentliche Grund des Meniskusschadens nicht in der Distorsion zu suchen war, sondern in der falschen Arbeitshocke, die jahrelang ihre Anwendung fand, ganz nach dem Motto: »Der Krug geht so lange zum Brunnen, bis er bricht.«

Bei falscher Bodenarbeit lastet das gesamte Körpergewicht auf den Vorfüßen. Die Wadenmuskeln und Achillessehnen sind dabei maximal verkürzt und angespannt. Gleichzeitig werden die Kniegelenke nach außen verdreht. Dabei kommen gewaltige Druck- und Zugkräfte auf den Innenmeniskus zur Wirkung. Wie schon erwähnt, ist das Knie als Scharniergelenk für diese Belastung nicht vorgesehen. Seine Domäne sind Frontalbewegungen, analog zum Scharnier in der Tür. Massive Fehlbelastungen sind die Folge:

- Speziell der Innenmeniskus wird massiven Druck- und Scherkräften ausgesetzt, eine Zangenwirkung, die die Knorpelscheibe langsam zermürbt. Der Außenmeniskus ist hiervon weniger betroffen, weil seine Anheftung an die Gelenkkapsel lockerer ausfällt, dadurch kann er sich besser den Druckkräften entziehen.
- Neben dem Innenmeniskus wird auch die Kniescheibe fehlbelastet. Ihre Rückfläche ist zweigeteilt und liegt wie ein umgekehrtes Dach auf dem Gleitlager. Dabei ist die innere Faszette meist kürzer als die äußere. Wird diese relativ kleine Gelenkfläche in der europäischen Krampfhocke durch die Außenrotation stark unter Druck gesetzt, kann es leicht zu Knorpeleinbrü-

chen kommen, die Retropatellararthrose (Kniescheibenarthrose) ist die Folge.

All diese Fehlentwicklungen treten in der Saigonhocke nicht auf, denn durch die betonte Frontstellung der Kniegelenke in der Hocke werden die seitlichen Scherkräfte vermieden, der Druck wird gleichmäßig über Innen- und Außenmeniskus verteilt. Auch die Kniescheiben sind in der Frontalausrichtung besser geschützt, denn auch hier

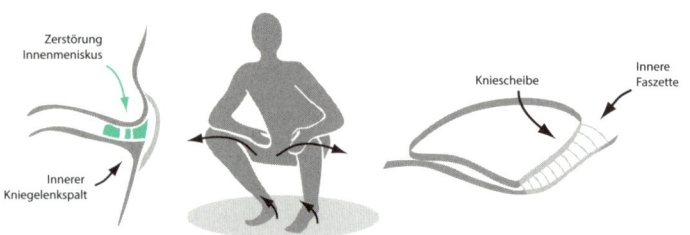

Hohe Zug- und Druckkräfte nehmen den Innenmeniskus regelrecht in eine Zangenwirkung zwischen Schienbeinkopf und der inneren Oberschenkelrolle. [64]

erfolgt die gleichmäßige Druckverteilung nicht nur über die innere, sondern auch über die äußere Kniescheibenfaszette.

Rücken unter Stressspannung
Bei der Arbeit am Boden in naturunrichtiger Hocke werden aber nicht nur die Kniegelenke falsch belastet, auch der Rücken ist gefährdet. Insbesondere verliert die untere lumbale Muskulatur ihre Stressspannung nicht, nachweisbar durch die brettharte Lendenwirbelsäule, die natürlich den Druck bis in die Bandscheibenräume weiterleitet. Die Ursache liegt in der hohen Vorfußbelastung mit maximaler Anspannung der Waden- und Achillessehnen, die gemäß dem Zuggurtungsprinzip diese Spannung bis in die Muskulatur in Höhe der Lendenwirbelsäule weiterleiten (siehe Abb. 10). Ähnliche Verhältnisse finden wir beim Gehen in Absatzschuhen.

Arbeitshocker oder freie Saigonhocke – unsere Chance bei Bodenarbeiten
Seit Jahren beschäftige ich mich mit dem Problem der falschen Hocke insbesondere bei all unseren Bodenarbeiten. Und so bin ich natürlich sehr hellhörig, wenn es um die optimale Kniegelenksbelastung im Alltag geht. Eines Tages kam ich an eine Autobahnraststätte, wo neue Bodenarbeiten durchgeführt wurden, dabei fiel mir ein Fliesenleger auf, der kleine Steine am Boden setzte und dabei auf einem kleinen Arbeitshocker saß. Von mir in meiner Überraschung angesprochen, gab er zur Antwort: »Diese Arbeit auf dem Hocker habe ich vor Jahren von meinem Chef übernommen, habe sie nie verlassen und im Gegensatz zu meinen Kollegen, die frei in der Hocke arbeiten, kenne ich keine Rücken- und auch keine Knieprobleme! Noch heute bin ich meinem alten Chef dankbar!«

Auch hier bewirkt die Vorfußbelastung eine Anspannung der unteren Rückenmuskulatur, und die Lendenwirbelsäule gerät in die bandscheibenbelastende Hohlkreuzstellung.

4. Arbeit im Sitzen verkrümmt den Menschen

Der Homo sedens beschränkt sich nicht nur auf die permanente Verriegelung der Hüftgelenke, nein, er bezieht auch die Schultergelenke in diese ständige Dysbalance mit ein. Die körperliche Verkrümmung ist damit total und nicht nur auf die untere Wirbelsäule mit dem Becken beschränkt, auch die Halswirbelsäule und die Schultern werden mit in die körperliche Entgleisung einbezogen.

Wir befinden uns in einem absurden Theater. Auf der Aktionsbühne unseres Lebens wird ständig »Ball paradox« getanzt, in dem aber nicht die zuständigen großen Muskelgruppen der unteren Extremitäten im Einsatz sind, im Gegenteil: Die relativ kleinen Muskeln der Arme und Hände werden an ihre Grenzwerte geführt, was am menschlichen Körper nicht folgenlos vorübergehen kann.

Hand- und Armarbeit statt Beinarbeit im Computerzeitalter
Gegenwärtig sind es die Arme und Hände, die die Last menschlicher Arbeit tragen, früher waren es die oberen und unteren Extremitäten, denen alles abverlangt wurde und die für unsere Existenzsicherung die Hauptlast trugen.

Armarbeit statt Beinarbeit
Der Acht-Stunden-Tag verläuft für die meisten Menschen in bewegungsloser Missachtung der großen Muskeln der Beine. Diese Leistungsträger werden kaum noch gebraucht. Ersatzweise müssen die relativ kleinen Armmuskeln regelrechte Fronarbeit leisten. Dysbalancen dieser Muskeln sind die Folge, die einseitig überforderten Beugemuskeln der Schultern, Arme und Hände verkürzen sich unter Anspannung, ein bedenkliches Ungleichgewicht ist die Folge, das Konsequenzen hat:

- Im verkrümmten Oberkörper weichen die verriegelten Schultergelenke kontinuierlich nach vorn ab (Ventralisation), damit wird das Brustbein in eine typische Belastungshaltung gepresst. Gleichzeitig gerät der große Nervenplexus an der Beugeseite der Schultern unter Druck und versetzt die Armmuskeln in eine weitere Verspannung.
- Zugleich geraten die Brustbeingelenke unter Druck. Um die Brustbeingelenke zu entlasten, aktivieren Nervenrezeptoren reflektorisch beugeseitige Halsmuskel, die hierfür aber nicht vorgesehen sind, wodurch der Spannungskopfschmerz ausgelöst wird.
- Die verspannten Beugemuskeln der Arme und Hände erzeugen nervöse Kompressionssyndrome, weil die Armnerven enge Muskelkanäle passieren müssen, die jetzt unter Druck geraten. Schmerzen und Sensibilitätsstörungen sind die Folge.
- Am meisten betroffen ist der so wichtige Mittelhandnerv (Nervus medianus), der mehrere Engstellen passieren muss und der die Hand in ihren entscheidenden Funktionen steuert.

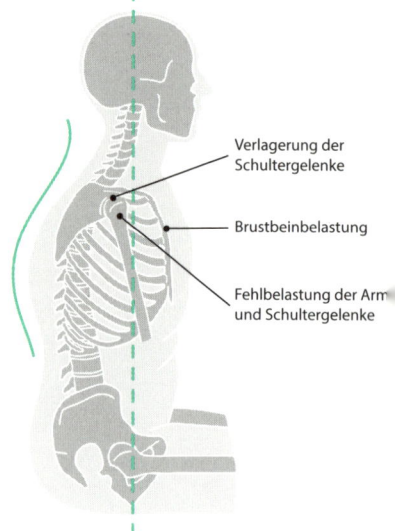

Die chronische Brustbeinbelastungshaltung ist eng mit der Schreibtischarbeit verbunden, weil monotone Beugebelastungen im Vordergrund stehen. [65]

Rückenschmerzen und die Kompressionssyndrome der Arme und Hände sind das Kardinalproblem bei monotoner Sitzarbeit, Engpasssyndrome reihen sich wie Perlen an einer Schnur aneinander:

- Spannungskopfschmerz und chronische Rückenbeschwerden
- Schulterprobleme wie die Rotatorenmanschettendegeneration und das Bizepsrinnensyndrom
- Tennisellbogen an der Außenseite und Golferellbogen (Ulnarisrinnensyndrom) an der Innenseite des Ellbogens
- Supinatorsyndrom, das nicht selten den Tennisellbogen überlagert, bei starker Außendrehbelastung der Hand z. B. am linken Geigenarm

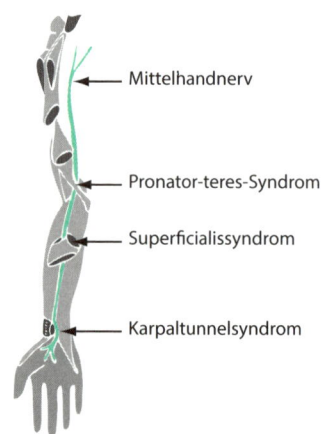

Der wichtige Mittelhandnerv (Nervus medianus) muss im Arm mehrere Engen passieren, die auffälligste befindet sich an der Beugeseite der Handgelenke, dargestellt als Karpaltunnel. [66]

- Pronator-teres-Syndrom bei starker Innendrehbelastung des Unterarms z. B. durch ein Klavier oder eine Orgel mit schwergängiger Tastatur
- Superficialissyndrom, auch »Honeymoon-Paralyse« genannt, wenn der Kopf der Verehrten zu lange auf dem Unterarm des Partners ruht
- Karpaltunnelsyndrom, die häufigste Berufskrankheit der Gegenwart, bei betonter Tastenposition der Finger
- Blockierender Schnappfinger
- Dupuytren-Kontraktur, knotige Verdickung der Hohlhandfaszie, eine typische Männererkrankung
- Trommlerlähmung, Ruptur der langen Daumenstrecksehne, die älteste Berufskrankheit überhaupt
- Tendovaginitis der langen Daumenabspreizsehne
- Der »Smartphone-Daumen« durch anhaltende Beugeleistung der Daumenbeugesehnen

Der Pudendusnerv im Alcock'schen Kanal
Im Vergleich zu den Kompressionssyndromen der oberen Extremitäten ist der Pudendusnerv im Becken wesentlich höheren Druckstufen ausgesetzt. Und zwar einmal durch

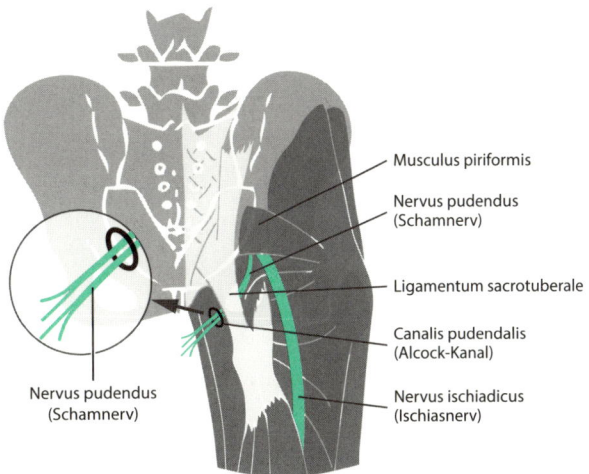

Dieser Bindegewebskanal ist eine Engpassstelle für den Pudendusnerv, leicht vorstellbar, dass der tägliche Druck beim monotonen Sitzen diesen wichtigen Nerven schädigen kann. [67]

das Körpergewicht, zum anderen durch die wiederholte Drucksteigerung beim Pressen aus dem Kopf heraus nach Valsalva. Dramatisch verstärkt wird dieses Engpasssyndrom durch die Anatomie, denn der Schamnerv muss den Alcock'schen Kanal passieren, der durch ein Band (Ligamentum sakrotuberale) gebildet wird und dessen Rand messerscharf wirken kann, analog zum Superficialissyndrom am Unterarm, wo der Mittelhandnerv betroffen ist, wobei die Druckstufen am Arm in keiner Weise mit dem hohen Körpergewicht beim Sitzen verglichen werden können.

Kompressionssyndrom der Schultern, Arme und Hände sind also die häufigsten Berufskrankheiten der Gegenwart, wobei sie der Medizin schon lange bekannt sind.

Die Trommlerlähmung – die älteste Berufskrankheit
Bei der Trommlerlähmung stoßen wir auf die älteste Berufskrankheit überhaupt, denn bereits den Tambouren Friedrichs des Großen und Napoleons sind durch die Überbelastung der Daumenstrecksehnen beim Hochreißen der Trommelschlägel nicht selten die Daumenstrecksehnen gerissen. Zur damaligen Zeit waren diese Unglücklichen berufsunfähig, weil der Daumen nicht mehr gestreckt werden konnte und die Hand damit bei körperlicher Arbeit unbrauchbar war. Die heutige Handchirurgie ist imstande, diesen Riss durch eine Sehnenverlagerung zu korrigieren. Diese Sehnenruptur ist mit einem gerissenen Schnürsenkel vergleichbar, der auch am höchsten Punkt der Reibung, nämlich in der Öse, zerreißt.

Hierbei handelt es sich um eine typische Zerrüttungsruptur der langen Daumenstrecksehne, die vergleichbar mit dem Durchreißen Ihres Schnürsenkels im Schuh ist. Durch die starke Reibung des Materials im engen Schlitz im Moment starker Abwinklung entstehen starke Kräfte, die den Schnürsenkel zum Bersten bringen. In der Sehne ist das ein langer Prozess der Degeneration, der histologisch in mehreren Stufen abläuft. Bis es zu dieser Ruptur im Verlauf eines langen Degenerationsprozesses kommt, kann man folgende Veränderungen in den Sehnenzellen (Fibrozyten) beobachten:

- 1. *Stufe der Degeneration:* Der Zellkern wandert an den Rand der Zelle, es entstehen Lücken in der äußeren Zellmembran. Damit ist die Funktion der Sehnenzelle gestört, die im Wesentlichen darin besteht, ständig neue elastische Fasern zu produzieren.
- 2. *Stufe der Degeneration:* Die Zellarbeit, Produktion der Zwischenzellsubstanz, ist gestört, und es entstehen Lücken in der Zwischenzellsubstanz, die der Körper mit Wasser (Ödemphase), Schleim (schleimige Degeneration) oder Fett (fettige Degeneration) auffüllt.
- 3. *Stufe der Degeneration:* Im Gewebe ist »Kinderarbeit« angesagt, denn jugendliche Bindegewebszellen, Fibroblasten, erscheinen auf der Arbeitsbühne, die sich noch im Wachstum befinden und noch gefördert werden müssten.
- 4. *Stufe der Degeneration:* In genialer Weise baut der Körper ein anorganisches Material in die Lücken ein, nämlich Kalk, der ohne Sauerstoff auskommen kann. Im Röntgenbild erscheinen Kalkspangen, z. B. beim Fersensporn oder am Schultergelenk. Der Körper verhält sich wie der gute Gärtner, der eine alte Mauer durch Kalkeinlagerungen vor dem Einsturz bewahren möchte.
- 5. *Stufe der Degeneration:* Nicht selten endet dieser Prozess mit der endgültigen Sehnenruptur, wie sie an der langen Daumenstrecksehne, aber auch am langen Kopf der Bizepssehne an der Beugeseite des Schultergelenks auftreten kann. Sogar die stärkste Sehne des menschlichen Körpers ist vor der Ruptur nicht geschützt: die Achillessehne, die allein durch das absatzbetonte Vorfußgehen in eine chronische Stressspannung getrieben wird.

Sehnen und Faszien – die »weiten Wiesen« im Körper
Diese Sehnendegeneration ist eng mit unserer gegenwärtigen monotonen Arbeit verbunden. Beugemuskeln geraten in Stressspannung, die Antagonisten an der Streckseite sind unterfordert, muskuläre Dysbalancen sind die Folge. Die chronische Stressspannung trifft aber primär nicht die Muskel-, sondern die Sehnenzellen, weil das Bindegewebe schlecht mit Sauerstoff versorgt wird. Die geschilderte Degeneration beginnt. Warum trifft es bevorzugt die Sehnenzellen? Weil sich Sehnen und Faszien schon im Normalzustand, also ohne Stressspannung, am Ende der Sauerstoffleitung befinden. Die Sehnen und Faszien sind die »weiten Wiesen« im Körper, analog zu der Situation vieler Bauern, die ihre weit entfernten Weiden nicht so optimal versorgen können wie das Land in Nähe ihres Gehöfts. Die logische Folge sind Sehnenerkrankungen, keine Muskelerkrankungen. Vergleichen Sie dazu auch die Schmerzlandkarte (siehe Abb. 12).

Lange Sitzarbeit am Computer verkrümmt den Menschen
Bei langer Sitzarbeit verkrümmt der Mensch – aber nicht nur im oberen Bereich der Schultern und in der Brustwirbelsäule, auch die unteren Extremitäten sind mit einbezogen, wobei die Hüftgelenke auf besondere Weise verriegelt sind. In dieser monotonen Sitzhaltung verharrt der Mensch Stunden, Tage, sein Leben lang. Dabei sind die Arme in frontbetonter Bedienungshaltung an unterschiedlichen Instrumenten beschäftigt, parallel hierzu befinden sich die Hüftgelenke in chronischer 90-Grad-Stellung. Eine prägende Dysbalance ist die Folge, die aber unter anderen Vorzeichen abläuft als die bei den Schultergelenken:

- Der Beckenring ist wie der Ring am Finger ein festes Gefüge, das man nicht so einfach verstellen kann wie den Schultergürtel.

- Bei einer Dysbalance im Schultergürtel verändert sich die Stellung der Schultergelenke, die nach vorn abweichen (Ventralisation). Im Becken ist das wegen der festen Ringstruktur so nicht möglich, denn der Beckenring als stabiles Gebilde verlagert nicht direkt das Hüftgelenk, sondern die benachbarte Lendenwirbelsäule. Sie wird in diesem Fall zum »punctum mobile« und verschiebt sich im Sinne der bandscheibenbelastenden Hohlkreuzbildung (Lordose) nach vorn.

Der »geheimnisvolle Mr. I.« ist an allem schuld
Wie ist aber eine derartige Veränderung überhaupt möglich? Hierfür verantwortlich zeigt sich unser wichtigster Gesundheitsmuskel, das »Filet« unter den Muskeln, der schon erwähnte »geheimnisvolle Mr. I.« (Musculus iliopsoas oder Hüftlendenmuskel), der tief im Becken zwischen der Lendenwirbelsäule und Beckenschaufel einerseits und dem großen Höcker am Oberschenkelknochen andererseits verläuft (siehe Abb. 41).

In unserem »Ball paradox« könnten wir uns allerdings dazu durchringen, unser gesamtes Leben komplett im Sitzen zu verbringen. Wir würden die ohnehin schon zu kurze Zeit der aktiven Körperstreckung ganz einfach völlig aufgeben. Das wäre ein Zugeständnis an Ihren Mr. I., denn dann müsste er sich für die Streckstellung gar nicht mehr erweitern. Die negative Zugwirkung auf die Lendenwirbelsäule wäre aufgehoben, und die Bandscheiben wären lediglich dem Hohlkreuzdruck ausgesetzt. Gegenwärtig ist es nämlich so, dass dieser Mr. I. im Sitzen nahezu verkümmert ist, er schrumpft wie ein ungenutztes Gummiband in der Schublade und kann in dieser Stressspannung im Stehen und Gehen die anstehende Längenerweiterung kaum noch vollziehen. Wie wichtig dieser von uns so sträflich vernachlässigte Mr. I. für unser tägliches Leben wirklich ist, möchte ich Ihnen an drei Beispielen erklären.

> **Aus der Sicht unseres Mr. I. wäre es am besten, wir würden unser Arbeitsgerät, den Stuhl, nie mehr verlassen. In diesem Fall könnte er endgültig im Untergrund abtauchen, weil die Herausforderung der Längenerweiterung im Stehen entfiele.**

Der Homo computeriensis leidet unter seiner Beugelast
Durch die beugebetonte und nur noch zielorientiert ausgerichtete Bildschirmarbeit wird das menschliche Gangbild immer kümmerlicher. An Schultern und Wirbelsäule gebeugt, kann der »Homo computeriensis« sich nicht mehr frei aufrichten. Der energiefördernde Gegenschwung aus den Hüften beim Schrittansatz findet überhaupt nicht mehr statt, das lässt der gestresste Mr. I. nicht zu. Und so kommt es, dass die Schrittfolge nur noch in frontaler Ausrichtung im lauten Stakkato vorgenommen wird. Die Füße rollen nicht mehr gleichmäßig über Ferse und Vorfuß ab, sondern sind überfallartig nach vorn ausgerichtet, ausgelöst durch die absatzbetonte Vorfußbelastung.

Majestätisch gehen wie der brasilianische Fußballstar Pele
Jeder Schritt lebt vom betonten Hüftschwung, denn erst durch die typische Gegenbewegung in den Hüftgelenken beim Schrittansatz kann sich der Mensch richtig in Positur werfen und wird majestätisch wahrgenommen. Das ist der schwungvolle Ginga, den der weltberühmte brasilianische Fußballstar Pele so würdevoll zelebrieren konnte, ein Beleg für den optimal gedehnten Mr. I., der ihn nicht nur majestätisch schreiten ließ, sondern ihm auch eine hohe Torquote garantierte, und zwar als Folge einer hohen Dehnfähigkeit, die Voraussetzung für eine harte Schussabgabe.

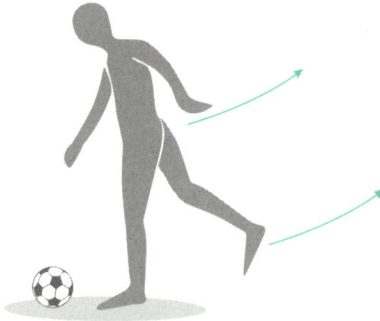

Die Intensität der Ausholbewegung des Beins im Hüftgelenk entscheidet über den Erfolg beim Torschuss. [68]

Mr. I. ist entscheidend für die Torquote
Was wäre die Bundesliga ohne Gegenschwung in den Hüftgelenken? Leere Stadien, fehlende Tore, eine entvölkerte Südkurve. Nur durch die Überstreckung des Schussbeins im Hüftgelenk wird der Hüftlendenmuskel zum wichtigen Goalgetter. Über seine Grundlänge hinaus gedehnt, wirkt dann sein ganzes Kraftpotenzial durch

den Katapulteffekt der Sehnen bei jedem Schuss, sodass der Torwart es schwer haben wird, dieses Geschoss unter Kontrolle zu bringen.

Jede naturrichtige Bewegung lebt vom Gegenschwung
Jede Bewegung lebt vom Gegenschwung, das besagt eine biomechanische Grundregel, die wir schon als Kinder bedacht haben, wenn wir einen Stein über das Wasser tanzen ließen. Wir wussten rein intuitiv: ohne die Ausholbewegung aus den Schultern kein hüpfendes Geschoss über dem Wasserspiegel.

Das weiß auch jeder Angler. Um sein Fanggerät ins Wasser zu bringen, muss er die Angel schwungvoll hinter seinem Rücken kreisen lassen. In den Alpenländern kennt man noch heute das Peitschenknallen, aber wann knallt denn die Peitsche? Just in dem Moment der Richtungsänderung zwischen Richt- und Gegenschwung, eine regelrechte Explosion ist die Folge.

Auf einem meiner musikmedizinischen Kurse an der Musikhochschule Dresden erzählte mir ein Dozent, dass schon Pablo Casals auf diesen elementaren Gegenschwung hingewiesen hat, der ihn rein empirisch entdeckt hatte. Bei schnellen Fingerpassagen am Cello reagieren die Finger natürlich nur auf den zielorientierten Beugeeinsatz, hier fehlt schlicht die Zeit für den energiefördernden Gegenschwung. Bei langsamen Passagen allerdings ist diese Zeit gegeben, insbesondere bei einem wirkungsvollen Vibrato. Hier muss jeder Beugeeinsatz eines Fingers mit einer initialen Streckung (Gegenschwung) eingeleitet werden, wenn eine wirkungsvoll schwingende Tonbildung erreicht werden soll.

Klatschversuch
Warum erzähle ich Ihnen das alles? Weil es eminent wichtig ist, wenn Bewegung nach biomechanischen Kriterien an ihr Optimum geführt werden soll! Unterneh-

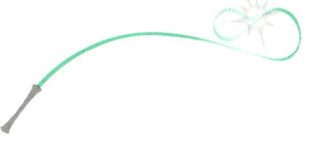

Wann knallt die Peitsche? Im Moment des totalen Richtungswechsels. [69]

men wir einen Eigenversuch. Sie halten beide Hände in zehn Zentimeter Abstand gegeneinander:

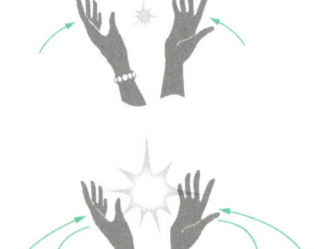

- Der erste Klatschversuch läuft ohne Gegenschwung, die Hände werden monoton und zielbetont zusammengeführt. Die Antwort ist nur ein leises Säuseln.
- Der zweite Klatschversuch geschieht mit Gegenschwung: Zuerst weichen die Hände schwungvoll voneinander ab und treffen erst danach mit lautem Knall aufeinander. Die Antwort ist ein enthusiastisches, laut vernehmbares Klatschen.

Klatschen ohne Gegenschwung: ein leises Säuseln, das auf der Bühne kaum wahrgenommen wird. Ganz anders der Klang beim Klatschen mit Gegenschwung. [70]

Die Liste der Erkrankungen ist lang. Es beginnt häufig mit dem Spannungskopfschmerz im Nacken. Perlschnurartig reihen sich die Kompressionssyndrome aneinander. Das muss aber nicht so sein. Wir können diese typischen Zivilisationserkrankungen verhindern, wenn es uns gelingt, durch häufiges Gegenschwungstretching die muskulären Ungleichgewichte (Dysbalancen) im Rücken und in den oberen Extremitäten zu vermeiden.

Lange Sitzarbeit ist Arbeit ohne Gegenschwung, sie macht uns zu Invaliden
Es ist kaum zu glauben: Wir sitzen zu lang, wir sitzen verkehrt, und wir arbeiten ohne jeden Gegenschwung und werden krank! Ein Aufschrei müsste durch die Lande gehen, aber kaum etwas passiert. Kompressionssyndrome der Arme und Hände sind die Folge, die aber nur operativ und nicht ursächlich angegangen werden.

5. Falsches Sitzen in bestimmten Berufen

Jede Sitzhaltung ist ein ganz bestimmter Ausdruck von Bewegung. Sie ist das Innehalten der Bewegung in einem speziellen Augenblick, wie wir es auch von der Situation kennen, wenn schnelles Wasser auf langsames trifft. Das ist stets der Anfang der spiralförmigen Wirbelbildung, die das Wasser so anpassungsfähig macht.

Diese Aussage trifft auch für jede Sitzhaltung zu, wobei man wissen muss, dass der Mensch, wenn der Körper in seinem harmonischen Gleichgewicht bleiben soll, beim Gehen und Laufen auf die Diagonaltechnik angewiesen ist. Beim Gehen wird die Frontposition eines Beins immer mit der gleichlaufenden Bewegung von der

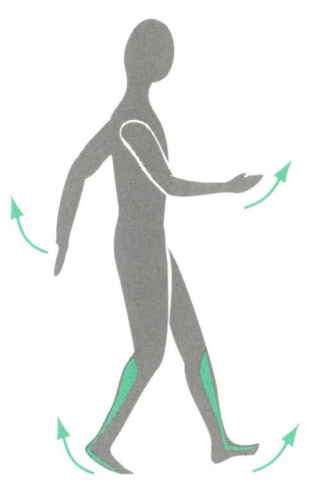

Die Spiralbewegung beim Gehen beginnt bereits in der Wirbelsäule und endet mit dem Abrollen des Fußes am Boden. [71]

Gegenseite der oberen Extremitäten begleitet, die Vorverlagerung des rechten Beins geht also parallel mit dem Frontalschwung des linken Arms einher. So bleibt der Körper in einem ausgewogenen Schwingungszustand, das ist die geh- und laufübliche Diagonaltechnik, durch die der Körper automatisch in eine Spiralspur getrieben wird.

In der Tierwelt läuft dies oft unter ganz anderen Vorzeichen ab. Hier kennen wir den Passgang der Kamele und der Dromedare, wenn sie die Beinpaare der einen Seite frontal bewegen und darauf erst die Gegenseite mit einbezogen wird. Das hat natürlich ein instabiles Gleichgewicht zur Folge, sodass ein ungeübter Reiter regelrecht der Seekrankheit verfallen kann, weil die Höhenschwankungen möglicherweise so extrem ausfallen, wie man sie auf See in einem Sturmtief erfährt.

Falsche Sitztechnik bei Musikern

Bei Aufbau der Präventivmedizin für Musiker an der Hamburger Musikhochschule habe ich mich intensiv mit diesem Problem beschäftigt und in dem Zusammenhang mehr als 30 deutsche Orchester geschult. Dabei fiel mir auf, dass viele Geiger wiederholt in eine falsche Sitztechnik verfallen, die auch dazu beitragen kann, dass chronische Rückenschmerzen die Arbeit zu einer Mühsal machen. Der Musiker hält die Geige mit dem ganzen linken Arm in Vorhalteposition, wobei die linke Hand in extremer Auswärtsstellung (Supinationshaltung) geführt wird, sodass allein schon hierdurch der angespannte Bizepsmuskel den Oberkörper nach vorn verlagert. Wenn allerdings in dieser Position auch gleichzeitig das linke Bein vor das rechte gestellt wird, haben wir das Bild des instabilen Ungleichgewichts vor uns, weil auch hierdurch der Köperschwerpunkt vorverlagert wird. Um in dieser Dysbalance im Gleichgewicht zu bleiben, müssen im Rücken zusätzlich Muskeln in Anspannung versetzt werden, sodass allein schon hierin ein wesentlicher Grund für den chronischen Rückenschmerz vermutet werden kann.

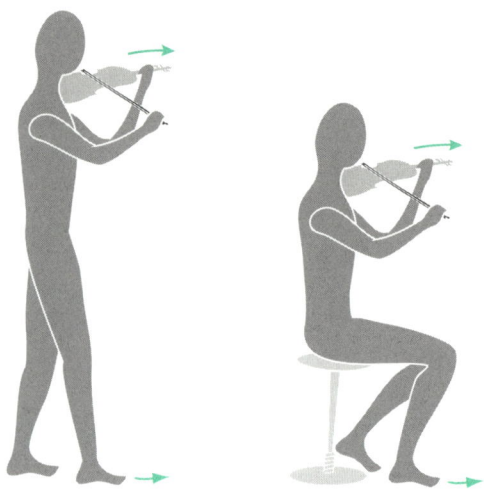

Die Diagonaltechnik gilt auch an der Geige: Ob im Sitzen oder Stehen, zusammen mit dem linken Arm gehört auch das rechte Bein in Frontposition. Nur so bleibt der Körper im Gleichgewicht. [72]

Natürlich sollte der Musiker nicht auf Dauer in dieser Diagonaltechnik verharren, beim dynamischen Sitzen sind variable Sitzfiguren sogar wünschenswert, sodass es durchaus angebracht erscheint, über bestimmte Zeitmomente nicht nur den linken Arm, sondern auch das linke Bein nach vorn zu betonen, vor allem wenn man bestimmte Musikpassagen mit betonter Ausdruckskraft versehen will. Hierbei kann der Geiger durchaus dem Vorbild eines Fechters folgen, der mit der parierenden Rechten auch gleichzeitig das rechte Bein folgen lässt, weil auf diese Weise das ganze Körpergewicht mit in die Waagschale geworfen werden kann, wodurch sich die Schlagwirkung nachhaltig erhöhen lässt.

Auch an der Geige wird bei besonders betonten Musikpassagen wiederholt dieser Ausfallschritt eingenommen, es sollte aber danach unverzüglich wieder in die ausgewogene diagonale Ausgangsposition zurückgegangen werden.

Mit einer grundsätzlich anderen Situation haben wir es an der Orgel zu tun. Hier befinden sich Schulter- und Hüftgelenke in typischer Beugestellung, wie das bei jeder Sitzhaltung angebracht ist. In dieser Haltung befinden sich die Hüftgelenke in betonter 90-Grad-Stellung,

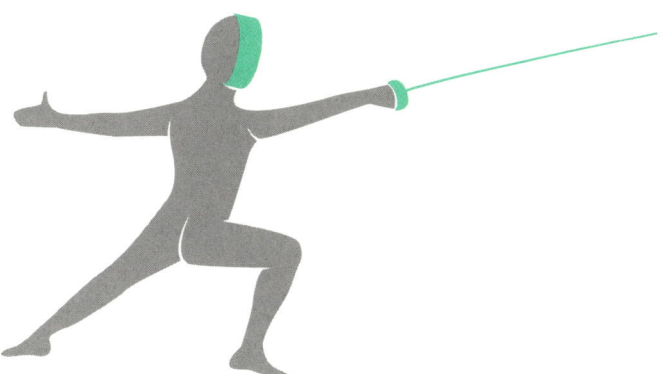

Beim Fechten wird dann auf die Passgangposition umgeschaltet, wenn mit dem rechten Arm auch das rechte Bein und somit das ganze Körpergewicht mit in den Schlag eingegeben werden soll. [73]

und die beiden Hüftlendenmuskeln, über die wir schon ausführlich gesprochen haben, sind intensiv verkürzt.

Aus dieser Kontraktionshaltung heraus muss an der Orgel aber zusätzliche Verkürzungsarbeit durch die Bedienung der Pedale mit dem rechten und linken Fuß geleistet werden. Die Folge ist eine extreme Verkürzung des rechten und linken Hüftlendenmuskels, was Konsequenzen hat. Denn wenn der Organist aufsteht und gehen will, müssen sich beide Muskeln auch entsprechend erweitern können. Damit nach einem langen Arbeitstag diese Längenerweiterung möglich ist, sind in diesem Fall wiederholte Dehnungspausen unumgänglich. Bleiben sie aus, ist mit folgenden Spätschäden zu rechnen:

- Die Ursprungsfasern des Hüftlendenmuskels kommen von der Vorderkante der Lendenwirbelsäule, durchlaufen das Leistenband und setzen am kleinen Höcker des

Oberschenkelkopfs an. Im Verkürzungsfall kann also der Hüftlendenmuskel beim Stehen nicht ausreichend gedehnt werden, sodass automatisch ein verstärktes Hohlkreuz eintritt, das nicht selten Rückenbeschwerden auslöst und oft einen Bandscheibenvorfall provoziert.

- Schwierigkeiten beim Gehen und Laufen können eintreten, weil schon beim Schrittansatz der Gegenschwung aus den Hüftgelenken nicht mehr optimal gestaltet werden kann. Das Schrittbild wird kürzer, abgehackter, die Beine können fast nur noch in Frontrichtung bewegt werden.
- Der Mensch verfällt allmählich in eine zunehmende Verkrümmung, die auch von der Vorverlagerung der Hüftgelenke begleitet wird, weil die Arbeit gegenwärtig nur noch aus der Frontalstellung der Schultern geleistet wird.

Das schon vorgestellte Storchenbein-Ritual ist für Organisten ein Muss, wenn der Körper im harmonischen Gleichgewicht gehalten werden soll.

Der Sitznerv Pudendus

1. Eine neue Entspannungsstrategie

Das parasympathische System wird im oberen Körperbereich vom Vagus, im unteren vom Pudendusnerv bestimmt. Weiter oben habe ich bereits darauf hingewiesen. Und wir wissen auch schon: Beide Nerven führen nicht nur parasympathische Fasern, sondern daneben auch motorische Leitbahnen, sodass bei bestimmten Muskelaktivitäten zugleich eine Tiefenentspannung mit eingeleitet wird. Das ist die Aussage der Vagus-Meditation, wie sie zu Beginn dieses Buchs kurz dargestellt wurde.

Erstmalig möchte ich hier eine totale Entspannungsreaktion vorstellen, ausgelöst durch die gemeinsame Stimulation über den Vagus in enger Verbindung mit dem Pudendusnerv, der aus dem Kreuzbeinplexus entsteht.

Die parasympathische Versorgung wichtiger Körperorgane ist von großer Bedeutung, werden doch über diesen Kanal die lebenserhaltenden Funktionen vonseiten des autonomen Nervensystems kontrolliert:

- Der Vagus als zehnter Hirnnerv steuert das Herz, die Lunge und den Bauchraum bis zur linken Flexur des quer verlaufenden Dickdarms.
- Der Pudendusnerv kontrolliert im unteren Bereich den absteigenden Dickdarm mit dem Enddarm, die Prostata, die Harnblase sowie die weiblichen und die männlichen Geschlechtsorgane.

Der Pudendusnerv gibt den Beckenorganen allgemein und den Gebärmutterzellen speziell ihre zentralnervöse Anbindung und damit ihr Gedächtnis. Diese zentralnervöse Steuerung der Beckenorgane durch den Pudendusnerv ist überaus bedeutsam, zum einen für die Prostata, zum anderen für die Feinabstimmung wichtiger Funktionen in den weiblichen und männlichen Geschlechtsorganen. Dabei sind es vor allem die hormonellen Prozesse, die sehr sensibel reagieren und schon auf leichte Störungen mit erheblichen Funktionsstörungen antworten können.

Wenn Gebärmutterzellen ihr Gedächtnis verlieren
Verirrte Gebärmutterzellen, die ihr Gedächtnis verloren haben, können bis in die Schultergelenke hinein auf Abwege geraten, sich im Schleimbeutel des Gelenks festsetzen und dort enorme Schmerzattacken auslösen. Diese Schmerzen entstanden bei einer Frau stets im monatlichen Zyklus. Erst die Operation bei einem Chirurgen in Hamburg (Dr. A. Hedtmann, Klinik Fleetinsel) offenbarte die Diagnose: Die hormonabhängige Gebärmutterschleimhaut im Schleimbeutel des Schultergelenks war die Ursache der Beschwerden, die nach der Entfernung des Gewebes schlagartig aufhörten. Diese Endometriose ist eine immer häufiger auftretende Erkrankung in Deutschland, inzwischen sind 6 bis 8 Prozent aller Frauen betroffen, und jedes Jahr gibt es 40 000 Neuerkrankungen.

Speziell Beckenerkrankungen wie diese brauchen die neue Alpha-Power, wie wir sie für die oberen Körperorgane mit der Vagus-Meditation bereits entwickelt haben. Aber der Einflussbereich des Vagus ist begrenzt und reicht nur bis zur linken Flexur (Krümmung) des quer verlaufenden Dickdarms. Hier ist es der Cannon-Böhm-Punkt, der die Übergangsregion vom Vagus zum Einflussbereich des Plexus sacralis markiert, aus dem schließlich der Pudendusnerv hervorgeht.

Der Vagus steuert die Lebensfunktionen im oberen Körperbereich, der Pudendusnerv im unteren Teil.
Die zentralnervöse Steuerung der oberen Organe, wie Herz, Lunge und der größte Teil des Bauchraums mit Magen, Leber, Milz, Nieren, Bauchspeicheldrüse, Dünn- und Dickdarm bis zur linken Flexur, unterliegt dem zehnten Hirnnerv, dem Vagus. Der Einflussbereich des Pudendusnervs beginnt ab der linken Dickdarmflexur einschließlich Rektum und Enddarm, Harnblase, Prostata sowie der weiblichen und männlichen Geschlechtsorgane.

Statt wie bisher mit 75 Prozent jetzt mit 100 Prozent neuer Alpha-Power gegen stressbedingte Erkrankungen.
Dieser 75-prozentige Vagus-Einfluss für die Organbezirke des Brust- und Bauchraums hat weiter Gültigkeit und kann kontinuierlich mit der Vagus-Meditation stimuliert werden, die restlichen 25 Prozent werden ab sofort durch den Pudendusnerv eingebracht, und das unter Einbeziehung des absteigenden Dickdarms, des Enddarms, der Harnblase, der Prostata sowie der männlichen und der weiblichen Geschlechtsorgane.
Dem Stress der Neuzeit, der zu 100 Prozent vom Kampfnerven Sympathikus bestimmt wird, kann nun die hundertprozentige Alpha-Power der Vagus-Pudendus-Nerven unter Aktivierung aller Parasympathikusaktivitäten im Körper begegnet werden. Das ist neu und sensationell zugleich!

Die bisherigen Entspannungsstrategien – und dazu gehören auch die unterschiedlichsten Meditationspraktiken weltweit – haben aber alle ergeben, dass der entspannende Vagus-Einfluss nur zu 75 Prozent gegen die stressbedingten Erkrankungen genutzt werden kann. In allen Lehrbüchern über Anatomie und Physiologie wird postuliert, dass 75 Prozent aller parasympathischen Fasern vom Vagus besetzt werden, ein Grund dafür, dass das parasympathische System praktisch mit dem Vagus gleichgestellt und auch gleichbenannt wurde.

2. Der Beckenboden, eine druckempfindliche Hängematte

Nach unten wird der Beckenboden von einer muskulären Platte abgegrenzt, die jedoch natürliche Lücken aufweist, bei Frauen für den Vaginalkanal, sodass in diesem Falle die Harnblase, der Darm und die Gebärmutter nach unten nur unvollkommen abgestützt sind.

Das ist auch der Grund dafür, dass ein rein muskulär ausgerichtetes Beckenbodentraining die »Hängematte« nie vollständig abdichten kann. Viel wichtiger ist es dagegen, das Pressen aus dem Kopf heraus, das sogenannte Valsalva-Manöver, auf der Toilette zu vermeiden und den Frauen Erschütterungssportarten zu ersparen, die entscheidend eine Beckenbodeninsuffizienz hervorrufen können.

Die Doppelkompression des Beckenbodens im Technikzeitalter
Durch die Anpassung an die moderne Welt der Technik hat sich allerdings die natürliche Stützfunktion des Beckenbodens nachhaltig verschlechtert. Er geriet unter eine permanente Doppelkompression, einmal von oben-innen, zum anderen von außen-unten:

116 Der Sitznerv Pudendus

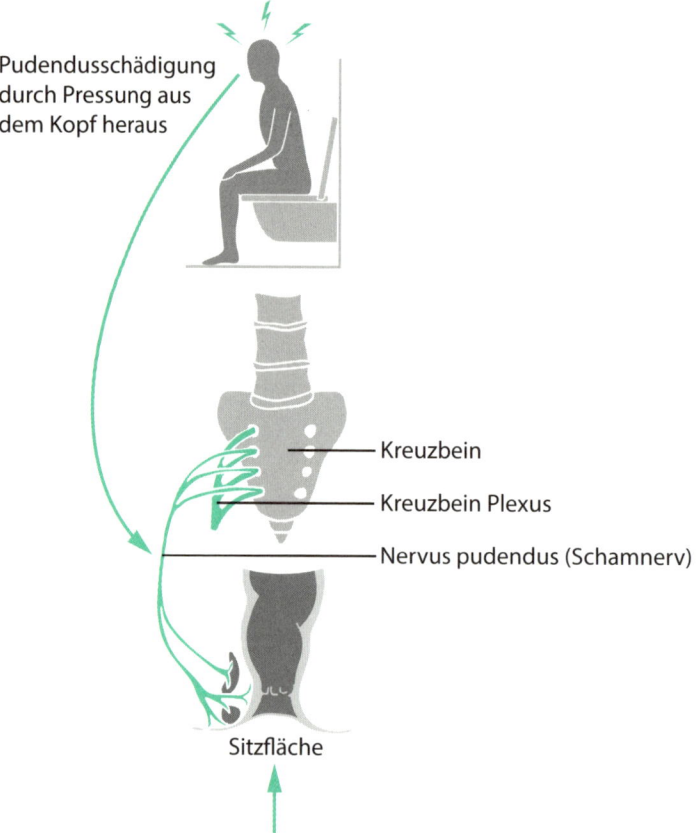

Pudendusschädigung durch Pressung aus dem Kopf heraus

Kreuzbein
Kreuzbein Plexus
Nervus pudendus (Schamnerv)
Sitzfläche

Pudendusschädigung durch monotone Sitzhaltung

Durch den Beckenboden verläuft der Pudendusnerv, der aus dem Kreuzbein kommt und doppelseitig an der Basis der Wirbelsäule in Richtung Dammregion verläuft. Er wird von innen durch das Pressen aus dem Kopf heraus (Valsalva-Manöver) und von außen durch den konstanten Druck bei langem Sitzen nachhaltig unter Druck gesetzt.

Der Pudendusnerv entspringt aus dem parasympathischen, sakralen Plexus und kann somit leicht von außen wie von innen unter Druck gesetzt werden. [74]

- Innere Druckerhöhung durch das Pressen aus dem Kopf heraus nach dem Valsalva-Manöver auf der Toilette in normaler Sitzhaltung. In dieser Sitzhaltung mit geöffneten Hüftgelenken fehlt die starke Kompression der Oberschenkel gegen die Bauchwand mit Entleerungswirkung auf den Darminhalt, sodass nur das innere Pressing aus dem Kopf heraus genutzt werden kann.
- Äußere Druckerhöhung auf den Beckenboden durch monotone Sitzhaltung auf unterschiedlichen Unterlagen.

Auch die deutliche Zunahme der Erschütterungssportarten hat wesentlich dazu beigetragen, dass die Beckenbodeninsuffizienz besonders bei Frauen in den Vordergrund getreten ist. Der Mensch ist im Technikzeitalter kaum

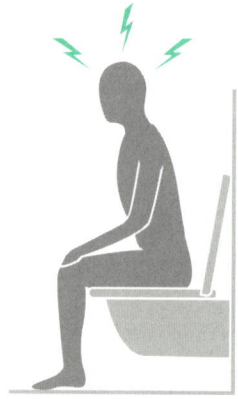

Bei unseren Spültoiletten fehlt der äußere Entleerungsdruck der Oberschenkel gegen die Bauchwand, er wird ersetzt durch das gefährliche Pressen aus dem Kopf heraus nach Valsalva. [75]

Der Beckenboden, eine druckempfindliche Hängematte 117

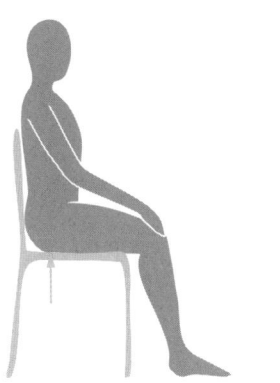

Zum inneren Valsalva-Druck kommt die ständige äußere Kompression durch monotones Sitzen hinzu. So gerät der Pudendusnerv in eine Doppelkompression. [76]

noch in Wald, Feld und Wiese unterwegs, stattdessen machen Städtemarathons von sich reden, wobei auch die Frauen hier nicht mehr im Abseits stehen wollen. Langstreckenläufe auf Betonpisten können kaum durch die entsprechenden Laufschuhe ausgeglichen werden, entsprechend hoch sind die Schäden im Stütz- und Bewegungsapparat. Aber auch das Skispringen und die Bewältigung von Buckelpisten müssen überaus kritisch bewertet werden. Aber welcher Sportfunktionär hat noch den Schneid, sich mit einem ablehnenden Votum gegen die Aufnahme dieser Sportarten in den olympischen Wettbewerb zu stellen?

Aufgerichtet auf dem »Porzellanthron«

In den Industrieländern änderten sich in der zweiten Hälfte des 19. Jahrhunderts die Sitzgewohnheiten auf der Toilette drastisch. Im Buch *The Industrial Revolution 1750–1850*, 1958 im Verlag Oxford Clarendon Press erschienen, wurde berichtet, dass in England ab 1860 die ersten Toiletten mit Wasserspülung installiert wurden, weil man es den einfachen Leuten ermöglichen wollte, es den herrschenden Schichten gleichzutun, bequem im Sitzen ihrem täglichen Bedürfnis auf der Toilette nachzukommen. Damit wurde auch für die breite Bevölkerung die Sitzhaltung auf der Toilette grundsätzlich geändert: Aus der tiefen Hocke heraus begab man sich auf den erhöhten Sitzthron und konnte aus dieser »Erhöhung« heraus herablassend auf die einfachen Naturvölker in ihrer tiefen Hockstellung herabblicken. Nur die Kleinkinder blieben ihrem Töpfchen treu und folgten damit ihrem natürlichen Instinkt.

Die neuen Toiletten – teuer erkauft

Alle Welt war entzückt über diesen Zivilisationssprung. Doch wie so oft im Leben hatte man die Rechnung ohne den Wirt gemacht, in diesem Fall ohne den Menschen.

Schnell stellte sich nämlich heraus, dass hierdurch die Darmentleerung nicht nur unvollkommen vorgenommen wurde, sodass Stuhlreste zurückbleiben konnten, die später sogar zu einem erhöhten Darmkrebsrisiko führen konnten. Ab sofort wurde jeder Gang zur Toilette zudem ein Vorgang des Anspannens und des Pressens. Die natürliche Hocke mit der Oberschenkelkompression gegen die Bauchwand beim Toilettengang wurde durch das ständige »Pressen aus dem Kopf heraus« ersetzt!

Diese innere Druckerhöhung durch das neue Valsalva-Pressing konnte aber für den menschlichen Körper nicht ohne Folgen bleiben, insbesondere nicht für den Beckenboden und den druckempfindlichen Pudendusnerv, denn das Nervengewebe ist nicht elastisch und somit kaum verformbar. Es ist also überaus druckempfindlich, und bei einer Längenauswalzung von mehr als zwölf Prozent sind Dauerschäden in den Nervenzellen die Folge.

Fehler kann man im Leben ja machen, wichtig ist es allerdings, daraus zu lernen. Wenn Sie jetzt aber glauben, dass die neue Erfindung des Porzellanthrons von den Gesundheitsämtern schnell wieder abgeschafft worden wäre, kennen Sie die Grundeinstellung in den Amtsstuben zu wenig. Verordnung ist Verordnung, sie wird bis zum bitteren Ende durchgezogen, koste es, was es wolle, und für den möglichen Notfall schickt man eben den Notarzt auf die neuen Toiletten!

Mit der neuen Wassertoilette häuften sich die Zwischenfälle, denn das Valsalva-Pressing steigert bedenklich den Blutdruck, die Herzinfarkte auf den Toiletten häuften sich, und epidemieartig nahmen Blinddarmentzündungen zu!

Liegestütze, aber bitte ohne Pressatmung
Dieses tägliche Pressen aus dem Kopf heraus ist aber nicht nur irgendein Kavaliersdelikt, sondern geht mit erheblichen gesundheitlichen Schäden einher, die nicht selten

sogar zum Tod führen können. Allein schon aus Sicht der Sportmedizin ist man bestrebt, bei einfachen Liegestützübungen auf die begleitende Pressatmung in jedem Fall

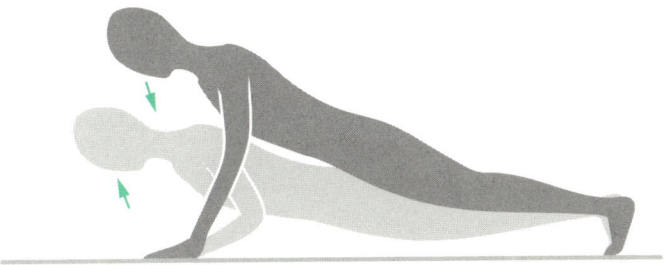

Beim Liegestütz wird beim Hochdrücken des Körpers ausgeatmet. Nur so kann ein erhöhter Blutdruck auf Dauer vermieden werden. [77]

zu verzichten, weil hierdurch langfristig eine Blutdrucksteigerung riskiert wird. Beim Hochdrücken des Körpers mit gleichzeitiger Anspannung der Oberarmstrecker erfolgt die intensive Ausatmung, und nur in der anschließenden Armbeuge wird eingeatmet. So ist es richtig, und nur so bleibt der Mensch auf Dauer gesund!

Was passiert im Körper bei der Pressatmung nach Valsalva?
- Abfall des Herzminutenvolumens um 55 Prozent
- Schlagvolumen von weniger als einem Drittel des Ausgangswerts
- Während der Pressatmung keine Arterialisierung des Bluts
- Erhebliche Behinderung des venösen Rückstroms zum rechten Herzen
- Rückgang der Sauerstoffsättigung durchschnittlich von 95 auf 70 Prozent

Bereits die Verminderung des Herzminutenvolumens um 55 Prozent ist überaus bedenklich, hinzu kommt die fehlende Arterialisierung des Bluts. Was soll denn eigentlich noch passieren, bis diese moderne Gesellschaft allgemein, die Medizin im Besonderen, den Handlungsbedarf für gekommen ansieht, um diesen täglichen Missstand zu beseitigen, ein wesentliches Anliegen dieses Buchs?

Valsalva-Pressing und Bluthochdruck bei Arteriosklerose
Durch das tägliche Valsalva-Pressing auf der Sitztoilette kann es jederzeit zu lebensgefährlichen Herz-Kreislauf-Synkopen kommen, vor allem bei Menschen, die unter der weitverbreiteten Arteriosklerose leiden. Bei ihnen ist die Sauerstoffzufuhr zum Herz allein schon durch die eingeengten Herzkranzgefäße reduziert. Leicht vorstellbar daher, dass dieser Personenkreis mit der zusätzlichen Verminderung des Herzminutenvolumens um sogar 55 Prozent in Verbindung mit der fehlenden Arterialisierung des Bluts bevorzugt in eine echte Lebenskrise geraten kann.

Gefahr für Beckenboden und Pudendusnerv
Die innere Drucksteigerung durch Valsalva-Pressing birgt aber auch langfristig große Gesundheitsgefahren, weil der gesamte Beckenboden nach unten verdrängt wird und sich mehr und mehr vorwölbt. Damit verliert in einem ersten Schritt die Harnblase ihren Halt, der Schließmuskel büßt seine Funktion der Abdichtung ein, und vor allem Frauen geraten regelrecht in gesellschaftliche Krisen, weil der Haltemechanismus ihrer Harnblase verloren geht. Aber ständig in Windeln ins Theater zu gehen ist auch nicht die reinste Freude.

Frauen sprechen dieses Thema ungern an, es ist ihnen peinlich, sich darüber zu beklagen. Der Ehemann wird von vornherein ausgeschlossen, eher wird die vertraute Freundin um Rat befragt oder der Frauenarzt einbezogen. Die letzte Lösung der Medizin ist eine plastische Operation zur Abstützung der Harnblase, und ich erin-

Von Amts wegen müsste vor jeder Toilette das Warnschild hängen: »Vorsicht, Lebensgefahr!«

nere mich an meine Hamburger Zeit, in der ich auch bei der chirurgischen Ausbildung in der Gynäkologie arbeiten musste und wir die vordere und die hintere Kolporrhaphie (Scheidenplastik) fast schon am Fließband vornahmen.

Von dem Absinken des Beckenbodens durch den inneren Pressvorgang ist auch der Pudendusnerv betroffen, er wird praktisch ausgewalzt. Da das Nervengewebe nicht elastisch ist, kann der Nerv nicht sehr weit über seine Grundlänge erweitert werden, jede Längenerweiterung über mehr als zwölf Prozent zerstört den Nerv.

Dieses Kompressionssyndrom des Pudendusnervs proviziert zwei Erkrankungsformen, die nach wie vor auf dem Vormarsch sind:

> **Wird der Pudendusnerv durch das Valsalva-Pressing um mehr als zwölf Prozent verlängert, werden die Nervenzellen nachhaltig geschädigt, und die Beckenorgane verlieren ihre zentralnervöse Steuerung!**

- Die Endometriose (Erkrankung der Gebärmutterschleimhaut) mit 40 000 Neuerkrankungen pro Jahr, wobei inzwischen alle größeren gynäkologischen Kliniken in Deutschland eine spezielle Endometriose-Sprechstunde abhalten.
- 75 Prozent der männlichen Bevölkerung ab 50 sind mittlerweile von Prostataerkrankungen betroffen, davon sind 90 Prozent zwischen 60 und 70 Jahre alt. Diese Erkrankung beginnt häufig mit Vergrößerungen: Die normale Walnussgröße der Prostata geht in die einer Orange über, wobei Beschwerden beim Harnlassen (Miktionsbeschwerden) im Vordergrund stehen. Im Fall einer Entzündung können Schmerzen hinzukommen, die möglicherweise auch durch eine zusätzliche Einklemmung des Pudendusnervs verursacht werden. Die aktivierten Zellen können aber auch zum Prostatakrebs entarten. In den USA kommen pro Jahr ca. 184 500 Erkrankungsfälle hinzu (htpp://www.emedicine.com).

> **Bei der Endometriose und bei den Prostataerkrankungen büßen die Zellen durch den Verlust ihrer zentralnervösen Anbindung über die innere Druckschädigung des Pudendusnervs ihr Gedächtnis ein.**

Mit der Appendizitis fing alles an
Die allgemeine innere Drucksteigerung durch das tägliche Valsalva-Pressing nahm im 19. Jahrhundert ihren Anfang, dafür spricht auch die Tatsache, dass im Jahr 1886 der Begriff Appendizitis (allgemein als Blinddarmentzündung bekannt) das erste Mal genannt wurde. In den Mund genommen hat ihn der Harvard-Professor Reginald Heber Fitz, der auch gleichzeitig die operative Entfernung des entzündeten Wurmfortsatzes empfahl. Aber wie kam es zu dieser Entwicklung? Bis zu diesem Zeitpunkt war die Blinddarmentzündung in unseren Ländern kaum bekannt. Im Übrigen ist unter Bevölkerungen, die auf der Toilette die Hockstellung beibehalten haben, Appendizitis kaum bekannt. Der Grund ist sehr simpel: Gelangt nämlich beim Valsalva-Pressing Darminhalt in den Wurmfortsatz, kann es jederzeit zu der gefürchteten Blinddarmentzündung kommen.

Natürlich wurde auch meine chirurgische Ausbildung von der in deutschen Krankenhäusern bevorzugten Appendektomie bestimmt, also der operativen Entfernung des Wurmfortsatzes. Ich kann mich erinnern, dass bei der anschließenden histologischen Untersuchung im Wurmfortsatz häufig Kotsteine gefunden wurden, die erst durch ihre direkte Reizung die Entzündung in einem zweiten Schritt eingeleitet hatten. Diese Kotsteine gelangen aber nur durch das Pressen aus dem Kopf heraus in den Wurmfortsatz, bei einer normalen Magen-Darm-Passage ist dieser Irrweg nahezu ausgeschlossen.

Vom Divertikel zur Divertikulitis!
Analog zur Appendizitis verläuft die Situation bei der Divertikulitis (Ausstülpungen der Schleimhaut des Dickdarms): Erst die Ausstülpung der Dickdarmwände durch das Valsalva-Manöver macht diese Erkrankung so gefährlich, denn erst der Darminhalt im Divertikel setzt den Reiz für die Ausbildung der Entzündung. Handelt man

nicht rechtzeitig und greift nicht operativ ein, kann die Entzündung jederzeit perforieren. Die Folge: ein Divertikel-Abszess, eine echte Komplikation, die oft nur noch schwer zu beherrschen ist. Und wenn in dieser Situation multiresistente Keime mit im Spiel sind, gerät auch die moderne Chirurgie in engste Bedrängnis.

Selbstverständlich kann ein Divertikel auch entarten und sich zu einer Präkanzerose entwickeln, einer Gewebeveränderung, die das Krebsrisiko erhöht, sodass größere operative Verfahren kaum noch zu vermeiden sind.

Colitis ulcerosa und Morbus Crohn
Das Valsalva-Pressing kann sogar zu einer Druckumkehr im Darm führen, sodass hierdurch das Ventil zwischen Dünn- und Dickdarm, die Ileozäkalklappe, gesprengt zu werden droht, was zur Folge hat, dass Stuhlanteile vom Dickdarm zurück in den Dünndarm gelangen können, wo sie nicht hingehören. Entzündliche Schleimhautreaktionen sind die Folge, die oft einen chronischen Verlauf aufweisen und die sich vielfach Therapiemaßnahmen entziehen.

Das Zeitalter der Verstopfung
Mit der vorherrschenden Verstopfung im Industriezeitalter hat aber nicht nur die Drucksteigerung im Darmbereich dramatisch zugenommen, auch das Darmkrebsrisiko ist um das Vierfache gestiegen.

- Verstopfung ist das prägende Merkmal der modernen Sitzgesellschaft. Verantwortlich für die dramatische Zunahme der Verstopfung in den Industrieländern sind mehrere Faktoren:
- Die hochkalorische Ernährung in Zeiten des Wohlstands mit intensivem Fleischverbrauch, wobei die Medien kräftig die Werbetrommel rühren und zu besten Fernsehzeiten Kochvorführungen veranstalten, in

denen die Zuschauer regelrecht animiert werden, sich das gute Essen schmecken zu lassen, und die die Freuden des Genusses beim Essen verherrlichen.

- Bewegungsmangel durch lange Sitzarbeit, denn jeder Schritt, den wir gehen, fördert die Peristaltik und erleichtert damit die Magen-Darm-Passage.
- Falsches Sitzen auf der Toilette. Analog zur Stuhlhaltung sind auch auf dem Porzellanthron die Hüftgelenke nur bis zu 90 Grad gebeugt. Damit fehlt der eminent wichtige Entleerungsdruck durch die direkte Kompression der Oberschenkel gegen die Bauchwand. Dieser Druck von außen ist aber unverzichtbar. Die Situation ist vergleichbar mit der Zahnpasta in der Tube, die ohne die Druckmöglichkeit zwischen Daumen und Zeigefinger nicht ins Freie gelangt.

Der puborektale Schließmuskel ist bei unserer modernen Toilettenhaltung geschlossen

Dieser fehlerhafte Kreislauf im menschlichen Verhalten hat sich aber erst mit der Installation der Wassertoiletten aufgebaut, denn neben der fehlenden Dickdarmkompression auf die Bauchwand kommt ein weiteres Versagen hinzu, das

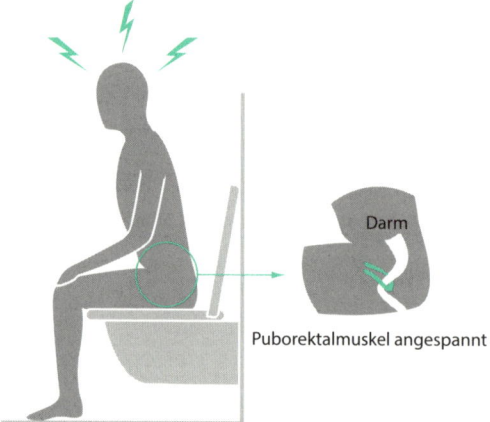

Das Pressen aus dem Kopf heraus als Notfallmaßnahme, weil nur in der tiefen Hocke der Puborektalmuskel entspannt ist, wir aber mit geöffnetem Hüftgelenk die Toilette benutzen. [78]

gleich schwer zu werten ist wie der Druckwegfall durch die Oberschenkel: In der 90-Grad-Stellung der Hüftgelenke ist der puborektale Schließmuskel, der vom inneren Rand des Musculus levator ani (Afterhebermuskel) gebildet wird, fest verriegelt und nicht, wie es eigentlich sein sollte, geöffnet. Gegenwärtig ist bei jedem Toilettengang der puborektale Schließmuskel auf Kontinenzmodus geschaltet, ein Kardinalfehler in unserer täglichen Versorgung, der auf Dauer nicht toleriert werden kann.

Der anhaltende Kontinenzmodus des Schließmuskels auf der Wassertoilette kann nur durch intensives Valsalva-Pressing durchbrochen werden. Diese Fehleinstellung des Schließmuskels auf unseren Wassertoiletten hat natürlich Folgen, denn es bleibt nur eine Lösung, um den Toilettengang erfolgreich abzuschließen: Pressen Sie, pressen Sie, bis Ihnen die Augen zum Kopf herausfallen. Der Blutdruck steigt bis ins Unermessliche an, und der Herzinfarkt schwebt wie ein Damoklesschwert über jedem Benutzer.

Diesen Missstand hat die moderne Gesellschaft bisher tatenlos toleriert. Weder die Ärzteverbände noch das Gesundheitsministerium haben sich mit dem Thema auseinandergesetzt, und die Hausärzte verordnen weiter kräftig ihre Abführmittel. Sie handeln damit rein symptomatisch, ohne jedoch den eigentlichen Kardinalproblemen auf den Grund zu gehen.

Die wichtigen Erkrankungen durch falsche Toilettengewohnheiten:
- Mit der Appendizitis fing alles an.
- Gleichzeitige Entwicklung von Divertikeln, die entzündlich zur Divertikulitis und zum Krebs entarten können.
- Druckumkehr zwischen Dick- und Dünndarm und Sprengung der Ileozäkalklappe mit der Entstehung der Colitis ulcerosa und der Ileitis terminalis (Morbus Crohn).

- Hernien (Brüche) der vorderen Bauchwand, des Leistenkanals und des Zwerchfells und Ausbildung einer Refluxösophagitis, die immer eine gefährliche Präkanzerose darstellt.
- Innere Kompression des Pudendusnervs durch das Valsalva-Manöver und Auswalzung des Nervs um bis zu zwölf Prozent seiner Länge.
- Verlust der Gedächtnisleistung der weiblichen Geschlechtsorgane und Abwanderung der Gebärmutterzellen mit Ausbildung der Endometriose.
- Prostataerkrankungen der Männer.
- Venöse Rückstauungen und Entstehung von Hämorrhoiden, an denen 50 Prozent der westlichen Bevölkerung im Alter von über 40 Jahren leiden.
- Senkung des Beckenbodens mit Harnblasenvorfall und Gebärmuttersenkungen sowie Darmvorfällen.
- Dickdarmkrebs, an dem ca. 150 000 Menschen allein in den USA jährlich erkranken, weil unsere Darmentleerung vielfach unvollkommen ist und Stuhlanteile im Enddarm zurückbleiben, die jederzeit krebsartig entarten können.

Gehen Sie bitte noch einmal sorgfältig diese Zusammenfassung durch und überlegen Sie sich ganz genau, wie es auf Ihrer Toilette weitergehen soll. Es kann nur eine Antwort geben: Zurück zur Natur, zurück zu einem natürlichen Verhalten, zurück zur naturrichtigen Hocke, und zwar in allen Lebenslagen: bei der Sitzarbeit, bei all unseren Bodenarbeiten, besonders aber bei unserem täglichen Toilettengang, damit das schädliche Valsalva-Manöver endgültig der Vergangenheit zugeordnet werden kann!

Nur in der tiefen Entspannungshocke, wie sie heute noch von den Naturvölkern gelebt wird und wie sie mir im Vietnamkrieg von den Menschen dieses Landes so vorbildlich vor Augen geführt wurde, ist der puborektale Schließmuskel geöffnet und auf Inkontinenzmodus

Nur in der naturrichtigen Hocke ist der puborektale Schließmuskel geöffnet und auf Inkontinenzmodus geschaltet. Durch die gleichzeitige Oberschenkelkompression gegen die Bauchwand wird das gefährliche Valsava-Manöver überflüssig, weil die Darmpassage auf natürlichem Wege gefördert wird.

geschaltet. Außerdem kann nur aus der Hocke heraus ergänzend mit beiden Oberschenkeln die so wichtige Kompression auf den aufsteigenden und auf den absteigenden Dickdarm ausgelöst werden.

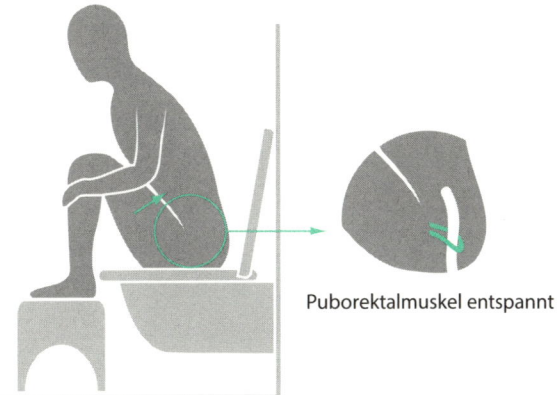

Puborektalmuskel entspannt

Nur in der tiefen Hocke ist der Puborektalmuskel entspannt, das Pressen aus dem Kopf heraus kann entfallen. Ein zusätzlicher Schemel erleichtert die Hocke, durch Heranziehen der Oberschenkel erzeugen Sie Druck gegen die Bauchwand. Dabei kann der Oberkörper maximal nach vorn unten verlagert werden. Probieren Sie es aus! [79]

Die Toilettenindustrie ist gegenwärtig noch sehr zögerlich mit der Umrüstung auf eine Hocktoilette, sie möchte es sich nicht mit den Kunden verderben, die in diesem Abseits auch eine bestimmte Form der Bequemlichkeit suchen, um einmal täglich rauchend, lesend und beinbaumelnd zu ver-

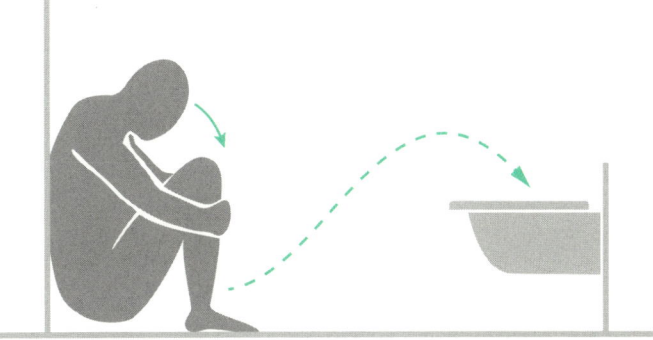

Sie können aber auch unmittelbar vor dem Toilettengang die Hocke mit Armzug vor einer Toilettenwand praktizieren, um danach schnell auf die Toilette zu wechseln. [80]

schwinden. Auch der Wohlstandsbauch steht der Naturhocke im Wege, und der lässt sich nicht so schnell in Wohlgefallen auflösen. Mein Vorschlag in dieser Notlage ist die schnelle Vorbereitungs- und Druckerhöhungshocke des Bauchraums vor der Wand, um diese Form der Enddarmbedrängnis danach schnell mit einem Seitsprung auf den Porzellanthron abschließen zu können.

Unsere Anpassung an die Moderne ist teilweise derart grotesk, dass es schwerfällt, diese Verhaltensweisen noch zu begreifen. Wie konnte es dazu kommen, dass bei unserer naturwissenschaftlichen Ausbildung in Schulen und Universitäten derartige Fehlentwicklungen entstehen konnten?

Auf einer Vortragsreise nach Odessa in der Ukraine lernte ich in den russischen Zügen bereits die anderen Toilettengewohnheiten dieses Landes kennen und kam schnell zu der Einsicht, die ich dann auch in meinen Seminaren weitergegeben habe: Ohne die Beherrschung der naturrichtigen Hocke, mit der wir schon lange in der Gesundheitsförderung arbeiten, sollte niemand nach Russland reisen, weil schon in den Zügen der Porzellanthron, wie er in unseren ICEs üblich ist, in Russland und der Ukraine nicht anzutreffen ist.

Der Pudendusnerv ist auch äußeren Druckkräften ausgesetzt
Neben dieser bedenklichen Druckerhöhung auf den Pudendusnerv, die im Inneren unseres Körpers durch unser Verhalten verursacht wird, gibt es auch äußere Druckkomponenten, die allein durch monotones Sitzen ausgelöst werden.

Monotones Sitzen, bewegungslos auf einer Stelle, ist ein weiteres Kardinalproblem der Neuzeit, das unter den Vorzeichen steht: Immer dasselbe macht dumm und krank! Insbesondere die Konzentration auf den Bildschirm trägt zum bewegungslosen Sitzen bei.

Um dieses Problem in seiner ganzen Tragweite erfassen zu können, müssen wir uns genauer mit der Anatomie des Beckenbodens auseinandersetzten. Dabei stoßen wir auf das Phänomen, dass der Beckenboden entscheidend vom Pudendusnerv versorgt wird, der unser Schamnerv ist, weil er, wie wir bereits wissen, den weiblichen und den männlichen Geschlechtsorganen ihr Gedächtnis verleiht. Dieser Beckennerv stellt über das Rückenmark die Verbindung mit dem vegetativen Nervensystem her, der eigentlichen Zentrale unseres Lebens, die all unseren Organen als lebenserhaltende Energiezentrale dient. Und so ist der Pudendusnerv durchaus mit dem Vagus gleichzustellen. Der Vagus steuert die wichtigen Brust- und Bauchorgane, während der Pudendusnerv den absteigenden Dickdarm sowie die Beckenorgane unter seiner Kontrolle hält. (Siehe Abb. 4)

Betrachtet man den Verlauf des Pudendusnervs genauer, erkennt man sehr schnell, dass er den Beckenboden beherrscht, der zwar von kräftigen Gesäßmuskeln breitflächig geschützt ist, dass aber äußere Druckerscheinungen, vor allem wenn sie monoton und auf Dauer einwirken, durchaus ihre Spuren im Nervengewebe hinterlassen können.

Immer dasselbe macht dumm und krank
Diese Aussage gilt besonders für das bewegungslose, lange Sitzen, wenn alle Aufmerksamkeit auf den Bildschirm gerichtet ist. Schmerzhafte Verspannungen im Rücken sind die Folge, und in den meisten Fällen tritt erst jetzt Handlungsbedarf auf den Plan. Dieses Verhalten kann schon bei Erstklässlern beobachtet werden, wenn deren natürliches Bewegungsverhalten von der leitenden Pädagogik zwanghaft unterdrückt und jeder Bewegungsansatz in die Nähe des ADHS-Syndroms gerückt wird.

Dieser Engpass beim langen Sitzen lässt sich leicht und schnell mit dem belebenden Bewegungs-Quartett überbrücken:

- Zunächst stehen Sie wiederholt aus der Sitzhaltung auf.
- Sie begeben sich auf der Sitzfläche in die optimale Entspannungshocke, die Sie alle paar Minuten durchführen.

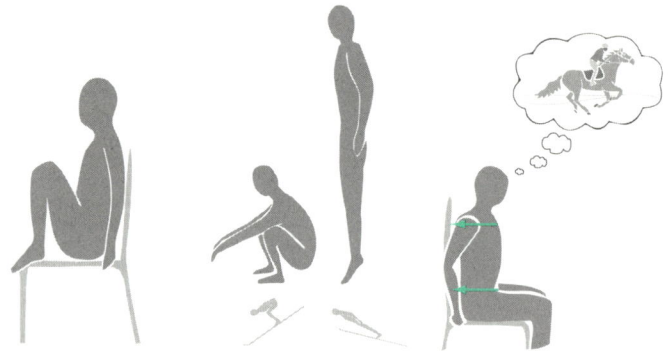

- Sie üben auf dem Boden den Skitrockensprung, aus der tiefen Hocke springen Sie mehrmals in die Körperstreckung, wobei in der Hocke stets länger verweilt wird.
- Schwingende Beckenbodenvibration nach dem Rückenrodeo mit Imagination eines Morgenritts am Meeresstrand.
- Sie praktizieren den Rückenrodeo in ständiger Wiederholung, eine optimale Kurzpause, durch die der Sitznerv Pudendus entlastet wird.

Nervenkompressionssyndrome des Beckenbodens kennt man schon lange vom Radrennsport

Erste Hinweise auf mögliche Kompressionssyndrome auf den Pudendusnerv durch monotones Sitzen kamen vom Radrennsport. Besonders auf der endlosen Schleife der Tour de France klagten Rennfahrer nicht selten über Sitzbeschwerden, speziell über Nervenschmerzen, die von der Sportmedizin nur randständig angegangen wurden. Wenn man sich die entsprechenden Rennsattel betrachtet, ist es durchaus vorstellbar, dass hierdurch ein typisches Pudenduskompressionssyndrom ausgelöst werden kann.

Pudenduskompression bei langer PC-Arbeit
Aber auch die monotone Sitzarbeit am Computer ist aus meiner Sicht dazu in der Lage, dieses Kompressionssyndrom auszulösen. Vor allem, wenn über Stunden an einer bestimmten Aufgabe unter Bildschirmkontrolle gearbeitet wird, ist es durchaus vorstellbar, dass in der Summation Druckkräfte entstehen, die den Pudendusnerv schädigen und reizen können. Zum Auswalzen des Nervs mit einer Längenerweiterung ab zwölf Prozent genügen diese Sitzkräfte durchaus, und wenn wiederholt das Valsalva-Manöver provoziert wird, sind bedenkliche Kompressionssyndrome in Betracht zu ziehen.

3. Intermittierende Sitzentlastung

Lange Sitzbelastung macht krank, denn der Mensch ist kein Sitz-, sondern ein Laufwesen. Daher ist es unverzichtbar, dass einmal täglich für eine halbe Stunde eine Ausgleichsbewegung durch Ausdauertraining zur Regel wird, wovon noch detailliert die Rede sein wird.

Zunächst zeige ich Ihnen kleine, schnell umsetzbare Entspannungsepisoden, die in ständiger Wiederholung leicht praktiziert werden können, ohne dass hierdurch ihre tägliche Arbeit wesentlich gestört wird:

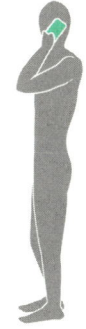

Der Weckton des Handys als Startsignal für eine kurze Stehpause. [81]

- Sie befreien sich bei jeder Gelegenheit aus der anhaltenden Sitzposition durch die Aufstehepisode in ständiger Wiederholung, ausgelöst durch das Rufsignal des Handys, die Auskunft durch einen Kollegen etc.
- Die naturrichtige Hockepisode ist die schnell durchführbare Entspannungshocke, in der die Bildschirmarbeit weiter fortgesetzt werden kann. Der Rücken wird optimal entlastet, der Spinalkanal erweitert, gleichzeitig werden die verkürzten Waden-Achillessehnen gedehnt. Sie gehen direkt auf dem Arbeitsstuhl in die

halbe oder ganze Hocke, die Füße stehen parallel auf der Sitzfläche, die Fersen sind maximal abgesenkt, die Kniegelenke zur Meniskusentlastung in Scharnierstellung nach vorn ausgerichtet, und die Lendenwirbelsäule wird optimal gerundet.

- Der rhythmische Rückenrodeo dynamisiert den gesamten Beckenboden durch die Anspannung der Beckenmuskulatur mit den Gesäßmuskeln, der unteren lumbalen Rückenmuskulatur einschließlich der Oberschenkelstrecker. Dieses Muskeltraining verläuft dynamisch in kurzen Anspannungen in sieben- bis zehnmaliger Wiederholung, unterbrochen durch isometrische Einheiten, in denen die gesamte Becken-Rücken-Muskulatur ca. sieben Sekunden angespannt wird, ohne sich dabei zu verändern.

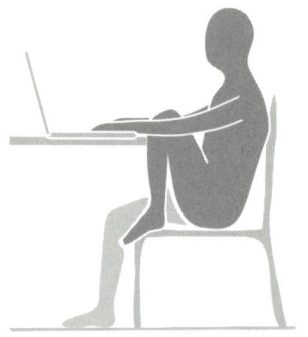

Die halbe und ganze Hocke als schnell praktizierbare Entspannungsepisode für den Rücken. [52]

Der Rückenrodeo als belebendes Intermezzo
Die erste Übungseinheit dieses Rückenrodeos zur Rückenstärkung beginnen Sie täglich auf dem Weg zur Arbeit als Training im Vorübergehen an jeder roten Ampel im Auto. So wird aus jedem lästigen Ampelstopp ein belebendes Trainingsintermezzo. Solange die Ampel rot leuchtet, erfolgt die wechselnde Anspannung der unteren Rückenmuskulatur einschließlich des Beckenbodens durch den Druck der Schulterblätter gegen die Lehne. Sie werden erstaunt sein, wie schnell die Ampel auf Grün umschaltet, weil Sie abgelenkt sind und nicht mehr zielorientiert in Ungeduld und missmutig verharren müssen.

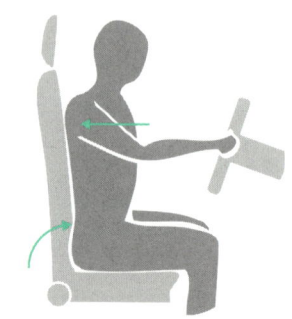

Bei jeder Rotschaltung an der Ampel ist der Rückenrodeo eine schnelle Hilfe, um die Erwartungshaltung zu reduzieren. [82]

Der Rückenrodeo macht aus negativer Wartezeit positive Erlebniszeit, aus Chronos wird Kairos, ein Zustand, in dem es keine Uhren gibt. So wird aus jedem Ampelstopp durch den Rückenrodeo ein echtes positives Erlebnis, außerdem spannen Sie hierbei nicht nur die Muskeln an, Sie stimulieren gleichzeitig den Pudendusnerv, und der liefert Ihnen gegen die aufsteigende Ungeduld unmittelbar die ausgleichende Tiefenentspannung, sodass aus negativer Wartezeit positive Erlebniszeit wird.

4. Höchste Stimulation aller Parasympathikusaktivitäten

Die Krönung all dieser Übungen ist eine Neuheit, nämlich die komplexe Stimulation des Vagusnervs zusammen mit dem Pudendusnerv. Wir erreichen damit die höchste Stufe aller Parasympathikusaktivitäten im Körper, sodass nicht nur die Organe des Brust- und Bauchraums in eine optimale Energieversorgung gebracht werden, sondern auch die Beckenorgane, der absteigende Dickdarm mit dem Enddarm, die Harnblase mit der Prostata sowie die weiblichen und männlichen Geschlechtsorgane. Parallel dazu findet eine wirksame Stabilisation der Rücken- und Beckenbodenmuskulatur statt, die die ganze Aufmerksamkeit bindet. Ergebnis ist eine hundertprozentige Schlagkraft gegen den Stress dieser Zeit.

Diese maximale Nervenstimulation erreichen wir durch die Muskelaktivität über Nervenfasern, die gleichzeitig auch parasympathische Fasern aufweisen:

- Zum einen durch das weiter unten beschriebene »Cinéma interne«-Programm der Vagus-Meditation über die Nahakkommodation, bei der der Ziliarmuskel der Augenlinsen aktiviert wird.
- Zum anderen durch Kehlkopfvibrationen über Schnurren, Summen, Singen, Brummen mit gleichzeitiger Betonung der Ausatmung, denn nur während der langen Ausatmung wird der Parasympathikus angesprochen.
- Parallel erfolgt die wiederholte Anspannung des gesamten Beckenbodens mit der unteren lumbalen Rückenmuskulatur durch den verstärkten Druck der Schulterblätter gegen die Stuhllehne, dynamisch in kurzen Anspannungsepisoden sieben bis zehn Mal, ge-

legentlich unterbrocken von Isometrie, in der die Muskeln maximal über sieben Sekunden bewegungslos angespannt werden.

Dieses »Parasympathikus total« ist komplexe Tiefenentspannung pur, eine besondere Form der aktiven Erholung, die der üblichen passiven Form deutlich überlegen ist.

In den Ferienmonaten im Sommer tummeln sich die Urlauber zu Tausenden an allen Weltmeeren. Oder besser gesagt, sie dösen bei hoher Sonnenbelastung in den Tag hinein. Oft ist das »harte Arbeit«, die zulasten des Kreislaufs geht, sodass am Ende der hochrote Kopf glüht und man kaum noch einen Gedanken fassen kann. Mit optimaler Erholung hat das wenig zu tun, denn in dieser Haltung wird der Sympathikus auf die Spitze getrieben.

In Zukunft entspannen Sie im aktiven Vagus-Pudendus-Relaxing: Sie liegen bequem in Ihrem Strandkorb oder Liegestuhl am Strand und rufen wiederholt Ihren inneren Film (Cinéma interne) der Vagus-Meditation ab. Gleichzeitig summen Sie leise wie ein Kätzchen, oder Sie surren leise und wiederholt Ihre Lieblingsmelodie. Und wenn Sie jetzt noch Ihren Beckenboden in Vibration versetzen und im Liegen den Rückenrodeo tanzen lassen, dann erleben Sie wahres Glück, das Sie ganz nach Ihrem Befinden abrufen können. Dafür sorgt allein das Glückshormon Dopamin, dessen Produktion um bis zu 65 Prozent gesteigert werden kann.

Wiederholen Sie diese Träumerei immer wieder und lassen Sie sich forttragen in ein Gefilde des Friedens, der Entspannung und der Glückseligkeit!

Wenn Sie diese totale Parasympathikus-Stimulation pausenlos über 15, 30 oder gar 60 Minuten praktizieren, werden Sie eine komplexe Tiefenentspannung erleben – eine Zeit, von der Sie sich wünschen, dass sie nie enden möge. Auf diese Weise erreichen Sie die höchste Form der Alpha-Power im zentralen Nervensystem, weil Vagusnerv und Pudendusnerv ihr ganzes Entspannungspotenzial ausspielen können.

Meditative Alpha-Power gegen Stress und stressbedingte Erkrankungen
In der Meditation gibt es mehrere Stadien der Tiefenentspannung, die auf unterschiedlichen Stufen stattfinden. Im Wachzustand schwingt das Gehirn im Betazustand zwischen 15 und 30 Hertz, das erste Stadium der Meditation im Alphazustand wird durch 7 bis 15 Hertz ausgewiesen, 4 bis 7 Hertz entsprechen der tieferen Meditation im Tetastadium, im dritten Stadium tiefster Meditation finden sich schließlich Deltaschwingungen zwischen 0 und 4 Hertz.

- *Erstes Stadium der Meditation – das Stadium des Wissens und Wollens*
  Im natürlichen Energiekonzept der logarithmischen Spirale entspricht die Vagus-Meditation der Basis in ihrem horizontalen Verlauf, das ist das Stadium des Wissens und des Wollens. Naturwissenschaftliche Erkenntnisse und das Wissen um unsere Gesundheit stehen im Vordergrund, alles ist noch sehr realitätsnah, noch steht der Mensch mit beiden Beinen in dieser Welt.

- *Zweites Stadium – Erkenntnis*
  In der weiteren Meditationspraxis geht es um höhere Erkenntnisse, denn durch die Intensivierung des Wissens entstehen neue Erkenntnisse, weil man die Dinge von verschiedenen Gesichtspunkten aus betrachtet und vor allem bewertet hat.

- *Drittes Stadium – Weisheit*
  In der tieferen Meditation ist man den Ereignissen und Erkenntnissen noch weiter auf den Grund gegangen,

man hat sich auf die Suche nach den Grundlagen begeben und dabei persönliche Erkenntnisse gewonnen und Schlussfolgerungen gezogen. Die Spirale ist aus der horizontalen, weltlichen Position mehr in die senkrechte Dimension eingetaucht. Aus Meditation wird Kontemplation, die zielorientiert auf die absolute Wahrheit ausgerichtet ist. Für die einen wird dieser Kulminationspunkt mit Gott ausgewiesen, für andere stehen hier die Begriffe Sinn oder Werte, und für den Fernen Osten erscheint hier die Erlösung im Sinne des Nirwana, ausgedrückt durch diese Impermanenzlehre, in der es vorrangig um die Überwindung von Leid geht.

Stressabbau und die Bewältigung von Ängsten
Ausgangspunkt für uns ist die Vagus-Meditation in ihrer horizontalen, weltlichen Ausrichtung mit all unseren körperlichen Befindlichkeiten. Dabei steht die Beruhigung des Geistes in einer Welt voller Stressbelastungen im Fokus. Gesucht werden die optimale Form körperlicher Tiefenentspannung und die optimale Form des Abbaus von Ängsten, die in unserer unsteten Welt der wechselnden Ereignisse bedrohlich in den Vordergrund getreten sind.

Gesundheit und schnell umsetzbare Erholungspausen sind weitere Ziele. Stressbedingte Erkrankungen treten immer mehr in den Vordergrund, dreidimensional in der Wirkung. Ausgehend vom Herz-Kreislauf-System betreffen sie unseren Stütz- und Bewegungsapparat sowie das zentrale Nervensystem.

Alles hat seine Zeit in der Welt der Bipolarität
Wie weiter oben schon ausgeführt wurde: Die Kernprägung unserer Welt ist bipolar. Es geht um die Bewältigung von Gegensätzen, die niemals unabhängig voneinander existieren, die ständig in Interaktion tre-

ten und in deren Herausforderungen jeder von uns bestehen muss. Auch unsere zentrale Kommandobrücke, das vegetative Nervensystem, ist bipolar aufgebaut, von hier aus erfolgt die gesamte zentralnervöse Steuerung all unserer Organbezirke, die Stoffwechselregulierung, die Kontrolle des Wärmehaushalts, die Sauerstoffversorgung, die hormonale Steuerung, das Abwehrsystem. Im der bipolaren Ausrichtung stehen zwei Leitsysteme in Vordergrund, die jeder von uns stets im Auge behalten sollte:

- Der Kampf- und Fluchtnerv Sympathikus, der uns nach vorn treibt, der uns oft die Luft zum Atmen nimmt, wenn wir es allzu hektisch treiben, der aber automatisch auf jede Herausforderung reagiert.
- Auf der anderen Seite steht ein Gentleman, den man auf die Bühne des Lebens bitten muss, der nicht unmittelbar auf äußere Reize anspricht: Das ist der Parasympathikus oder Vagus, dieser zehnte Hirnnerv, der 75 Prozent aller parasympathischen Fasern belegt hat, daher wird das parasympathische System auch gern mit dem Vagus gleichgesetzt.

Komplexe Alpha-Power-Relaxation durch Vagus-Pudendus-Stimulation
Die Aufstockung der Vagus-Meditation auf den Pudendus-Plexus ist ein echter Quantensprung. Damit gelingt die Ganzkörperentspannung aller Brust- und Bauchorgane einschließlich des gesamten Beckenraums mit Einbeziehung des absteigenden Dickdarms, des Enddarms, der Harnblase, der Prostata und der weiblichen wie der männlichen Geschlechtsorgane!

Dieser Vagus hat ein riesiges Verteilungsgebiet im Körper. Man nennt ihn auch den Vagabunden unter den Nerven, weil er sich im ganzen Körper umhertreibt. Dieses Verteilungsgebiet war bisher die Domäne der Vagus-Meditation, denn über diese Verzweigung konnten wir das Herz, die Lunge und den größten Teil des Bauchraums beeinflussen.

Aber jetzt kommt der entscheidende Moment: Mit der Vagus-Meditation konnten wir nicht alles erreichen, ausgespart blieben der absteigende Dickdarm, der Enddarm, die Harnblase, die Prostata sowie die weiblichen und die männlichen Geschlechtsorgane.

Meditative Alpha-Power-Relaxation
Schon mit der Vagus-Meditation war ein entscheidender Durchbruch gelungen, weil die wichtigsten Körperorgane in eine nachhaltige Entspannung geführt werden konnten.

Darauf kann man aufbauen, und zwar turmhoch. Denn jetzt kommt noch die Wirkung durch den Pudendus-Plexus hinzu, wodurch die Gesamtstärke der Parasympathikuswirkungen noch einmal verstärkt werden kann. Das ist die neue meditative Alpha-Power, bei der die komplexen Parasympathikusaktivitäten dreidimensional, also auf drei Kanälen ans Überlebenszentrum im vegetativen Nervensystem gelangen können:

1. Stimulation des Vagus durch den dritten Hirnnerv, den motorischen Augennerv (Nervus oculomotorius)
2. Stimulation des Vagus durch den neunten Hirnnerv, den motorischen Zungen-Kehlkopf-Nerv (Nervus glossopharyngeus)
3. Stimulation des Parasympathikus durch motorischen Schamnerv (Nervus pudendus)

Alle parasympathischen Kanäle können simultan gezündet werden, praktisch pausenlos über 15 oder 30 oder 60 Minuten:

- Aufrecht sitzend auf einem Stuhl Druck der Schulterblätter gegen die Stuhllehne und gleichzeitige Anspannung der unteren, lumbalen Rückenmuskulatur einschließlich Beckenboden dynamisch in ständig wechselnder Wiederholung, gelegentlich unterbrochen durch eine einzelne isometrische Einheit, in der die Muskeln sieben Sekunden ohne Bewegung in maximaler Anspannung gehalten werden.
- Auf dieses Beckenbodentraining konzentriert sich die ganze Aufmerksamkeit, sodass auch die jüngere Gene-

ration ihren ganz bestimmten Fokus finden kann, die sich mit anhaltender Stille schwertut, wie in der Meditation üblich. Das Gehirn hat sich nämlich an eine hohe Dichte ständig eingehender Informationen gewöhnt, wie das aktuell im Stressalltag üblich ist, sodass die geforderte Stille der Meditation nur noch als Langeweile wahrgenommen wird.

- Vagusstimulation durch Cinéma interne. Der Farbwechsel bei geschlossenen Augen als Nahakkommodation findet möglichst vor einem hellen Fenster statt. Parallel laufen Kehlkopfvibrationen unter deutlicher Betonung der Ausatmung, die wiederum vom Parasympathikus bestimmt werden.
- Entscheidend ist der »Dopamin-Flash« mit Steigerung des Leistungs- und Glückshormons bis 65 Prozent, wie Studien von Kraer et al. nachweisen konnten.

Das ist die neue Vagus-Pudendus-Siesta täglich mittags an jedem Arbeitsplatz über 15 Minuten! Das lähmende Mittagstief wird optimal ausgeglichen, der Gewinn ist komplex für Anwender und Gesellschaft gleichermaßen, hinzu kommt ein um 35 Prozent verbesserter Wohlfühlfaktor.

Wege aus dem Sitzstress

1. Dynamisches Gegenschwungstretching gegen entfesselte Berufskrankheiten

Es ist geradezu fatal, was an unseren Arbeitsplätzen passiert. Man bedenke: Bei der Anpassung an die Technik hat man ganz einfach den elementar bedeutsamen Gegenschwung unter den Tisch fallen lassen. In dieser negativen Entwicklung am Arbeitsplatz steht die Medizin zunächst im Abseits und wartet ab. Sie handelt erst dann, wenn das Kind bereits in den Brunnen gefallen ist. Dann behandelt sie aber nicht ursächlich im Sinne der primären oder sekundären Prävention, sie therapiert nur symptomatisch, wie sie es gelernt hat: auf chemischen Wegen mit Medikamenten oder rein handwerklich durch Operationen.

Beim Golf wird der Abschlag geübt, an den Arbeitsplätzen fällt das aus
Die gegenwärtige Situation ist einem Schildbürgerstreich gleichzusetzen, denn man bedenke: Viele Spitzenmanager schwören beim optimalen Stressabbau in der Freizeit auf ihren Golfsport. Bevor sie aber hier ihre ersten Runden drehen dürfen, heißt es üben und nochmals üben, und zwar den Gegenschwung beim Abschlag. Erst wenn dieser richtig sitzt, wird für sie das Golfgelände freigegeben.

Der initiale Gegenschwung, der beim Golf legendär ist, findet dagegen an allen computergestützten Arbeitsplätzen nicht statt. Hier kann jeder nach eigenem Gusto vorgehen. Und dabei lässt man den energiefördernden Gegenschwung einfach unter den Tisch fallen und wundert sich über einen hohen Krankenstand, bedingt durch die deutliche Zunahme zahlreicher Berufskrankheiten. Gegenschwungtraining beherrscht den Golfsport, das Tennis und den allgegenwärtigen Fußball, an den deutschen Arbeitsplätzen findet dieser Ausgleich aber nicht statt.

Jede wirksame Bewegung lebt vom Gegenschwung
Wenn der Mensch in der Freizeit, etwa beim Tennis, sich so verhalten würde wie am täglichen Arbeitsplatz oder bei der Bedienung eines Autos, würde kein Ball ins gegnerische Spielfeld gelangen. Jede Bewegung lebt vom Gegenschwung, denn durch den initialen Gegenschwung wird aus Sicht der Biomechanik die beugeseitige Schultermus-

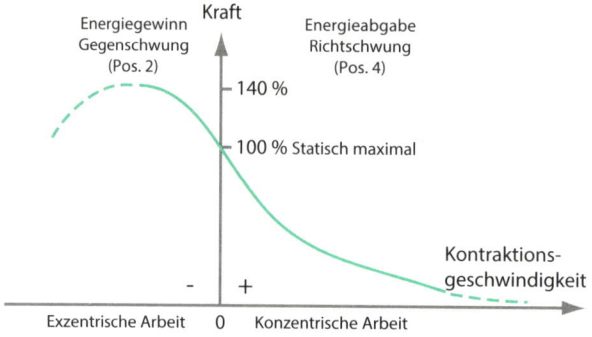

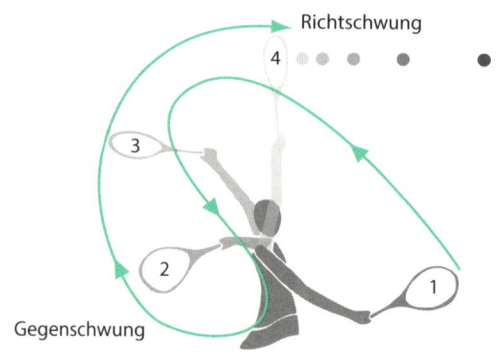

Jede zielorientierte Bewegung lebt vom Gegenschwung, einer Ausholbewegung, die der Frontaleinstellung entgegenläuft. Die Bewegungseinheit bleibt im Gleichgewicht. [83]

Die Grafik links spricht eine deutliche Sprache. Wie schon erwähnt, kann durch den zielabgewandten Gegenschwung der Kraftgewinn um bis zu 140 Prozent gesteigert werden. Dieser 40-prozentige Leistungsgewinn fehlt durch den vernichteten Gegenschwung aber an all unseren Arbeitsplätzen. Es gibt nur eine Lösung: Der unterlassene Gegenschwung muss durch dynamisches Gegenschwungstretching ersetzt werden. Das ist keine Empfehlung von mir, das ist ein Gebot aus Sicht der Biomechanik.
Dabei ist die Entwicklung in Deutschland fatal, denn im Durchschnitt verbringen die Menschen an Werktagen mehr als sieben Stunden im Sitzen, sei es am PC, im Auto oder am Fernseher. Wenn in dieser Situation zudem Kardinalfehler das Sitzen bestimmen, muss man sich über einen hohen Krankenstand nicht wundern.

kulatur weit über ihre Grundlänge hinaus gedehnt, die Grundvoraussetzung, damit dieser Leistungsträger bis zu 140 Prozent Kraft auftanken kann. Ausgelöst wird hierdurch der typische Katapulteffekt, den manch ein Junge noch aus seiner Kindheit kennt, als er mit seinem Katapult auf Spatzenjagd ging. Vor dem Schuss muss durch das Langziehen des Gummis die typische Ausholbewegung erfolgen, alles andere ist dann nur noch ein Loslassen. So baut sich ein Kraftpotenzial im elastischen Gewebe auf, im zweiten Schritt gefolgt von einer explosionsartigen Entladung, ausgelöst durch das einfache Loslassen des Gummis, der unmittelbar in seine Ausgangslage zurückschnellt.

Die einseitige Bedienungsarbeit an Motor, Maschine, Instrument und Computer hat die Allseitigkeit unserer Bewegung vernichtet – unter Verlust des eminent wichtigen Gegenschwungs mit seinem Katapulteffekt.

Lassen Sie mich die Bedeutung des Gegenschwungs noch einmal aus einer anderen Perspektive heraus erklären. Einer der bedeutendsten Kriege der Weltgeschichte war die Schlacht von Crécy an der Somme in Nordfrankreich, als die mittelalterlichen Ritterheere Frankreichs auf die modern gerüsteten Truppen aus England trafen. Die englischen Fußsoldaten besiegten in dieser Auseinandersetzung die zahlenmäßig überlegenen und stark gepanzerten Ritter Frankreichs am Nachmittag des 26.8.1346. 1542 von ihnen bezahlten diesen Heldenmut mit dem Leben.

Der Gegenschwung der Walisischen Langbögen vernichtete das stark gepanzerte französische Ritterheer, weil die tödlichen Pfeile die Eisenrüstungen der Franzosen durchschlagen konnten: Die englischen Langbögen waren 193 Zentimeter hoch, die elastischen Sehnen bestanden aus Hanf- oder Leinenfasern, der Pfeil war etwa 94 Zentimeter lang, und beim Anschlag wurde die Sehne durch den Gegenschwung bis zum Unterkieferbogen zurückgezogen. Die Zugkraft mit dem Arm beim Spannen betrug etwa einen Zentner, wobei ein gezielter Schuss bis 240 Meter abgegeben werden konnte. 20 000 Franzosen erreichten bei strömenden Regen Crécy, und auf sie prallte in Minuten der tödliche Hagel von 150 000 Pfeilen.

Der Verlust des Gegenschwungs und seine Folgen
Unsere bedenkenlose Anpassung an die Computerarbeit hat den gewaltigen Gegenschwung vernichtet, was fatale Folgen für unsere Gesundheit nach sich zieht.

Durch den Verlust des Gegenschwungs in unseren Arbeitsvorgängen verlieren wir einen Großteil unserer Kraft. Wir ermüden schnell, weil wir nur noch einen geringen Teil unserer beugeseitigen Muskel-Sehnen-Ketten in die Belastungsvorgänge einbringen können. Dabei muss man wissen, dass zwar der Muskel mit der kraftübertragenden Sehne eng zusammenarbeitet, dass er mit ihr quasi an einem Strang zieht, dass aber beide Bewegungselemente biomechanisch völlig unterschiedlich funktionieren. Erst in den letzten Jahren wird der kraftübertragenden Sehne eine immer größere Bedeutung beigemessen, die mir als Handchirurg allerdings schon lange bekannt war. Denn die Handchirurgie ist primär keine Muskel-, sondern eine Sehnen-Faszien-Chirurgie. Die Sehnen werden in unserer angepassten Bedienungsarbeit aber nur noch als Kraftüberträger zwischen Muskel und Gelenkansatz eingesetzt. Beide Gewebearten unterscheiden sich wie folgt voneinander:

- Die Muskeln als aktive Elemente bringen sich primär in den Bewegungsvorgang ein. Als kontraktile Fasern lösen sie durch ihre Längenverkürzung nach einer Nervenreizung den Bewegungsimpuls aus, der in Zusammenarbeit mit den Sehnen auf die Gelenke übertragen wird. Erfolgt diese Bewegung aber ohne Gegenschwung, wirkt die Sehne nur noch als passiver Kraftüberträger reiner Muskelkraft.
- Die kraftübertragende Sehne kann aber weitaus mehr, als nur die Kraft zwischen Muskel und Gelenk zu vermitteln. Wird sie nämlich durch die Anspannung der Antagonisten (streckseitige Gegenmuskeln) katapultartig in die Länge gezogen, kann sie ein zusätzli-

ches Kraftpotenzial neben der Muskelarbeit mit in die Bewegung einbringen. Dabei können sich Muskel und Sehne die Arbeit 50:50 teilen.

Sehnen und Faszien, die stillen Reserven unseres Bewegungsapparats
Sehnen bzw. Faszien wurden lange völlig unterbewertet und als reines Binde- oder Zwischengewebe abgetan. Sehnen in ihrer bandförmigen, Faszien in ihrer flächenförmigen Struktur können sich unter bestimmten Voraussetzungen antriebsfördernd mit in die Bewegung einbringen, vorausgesetzt, vor der eigentlichen Zielbewegung findet initial die ausholende Gegenbewegung statt. Auch die Sehnen sind in ihrer Vermittlerrolle zwischen Muskel und Gelenk nicht in ihrem elastischen Faseraufbau parallel-linear aufgebaut, sondern – wie könnte es auch anders sein – in Spiralen gewunden, wodurch ihre Haltbarkeit nachhaltig gestärkt werden kann.

Ohne Gegenschwung können sich die Sehnen nicht in die Bewegung einbringen
Die Sehnen-Faszien-Aktivierung ist beim Bewegungsvorgang aber an ganz bestimmte Voraussetzungen gebunden, nämlich an das ständige Wechselspiel zwischen maximaler Erweiterung, eingeleitet durch die Verkürzung:

- Durch unsere Anpassung an die Technik wurde die Bewegungsamplitude besonders der Arme und der Beine nahezu halbiert, weil die Bedienungsarbeit nur noch frontalbetont ausgerichtet ist und der Mensch im Angesicht vielfältiger Maschinen ausschließlich Beugearbeit verrichten muss. Die beugeseitigen Muskelgruppen wurden zu einer einseitigen Verkürzungsarbeit gezwungen.

- In dieser Einseitigkeit der Gelenkbelastung ist eine monotone Verkürzungsarbeit beugeseitiger Muskeln unumgänglich, die zu keinem Zeitpunkt mehr ihre Elastizität ausspielen können, also nicht mehr über ihre Grundlänge hinaus gedehnt werden.
- Die Folge dieser Einseitigkeit ist eine Bewegung, die allein aus der Kontraktionskraft der beugeseitigen Muskeln der Arme und Hände geleistet wird, sodass sich die kraftübertragenden Sehnen nur noch passiv mit in die Kraftübertragung einbringen können. Sie leiten den Energieschub aus den Muskeln ohne große Längenveränderung an die Gelenke weiter.
- Ganz anders wirkt dagegen die ausgewogene, natürliche Bewegung, in der sich auch die Sehnen und Faszien aktiv mit in das Geschehen einbringen können. Dieser natürliche Bewegungsvorgang ist aber nachhaltig auf den einleitenden Gegenschwung angewiesen, der eine optimale Elastizität des gesamten Gelenkkomplexes voraussetzt. Nur so kann der bedeutsame Katapulteffekt mit in die Bewegung einfließen.
- Beim Gegenschwung werden die elastischen Fasern, die nicht nur in der Sehne verlaufen, sondern auch in den Muskel einstrahlen, weit über ihre Grundlänge hinaus gedehnt, die entscheidende Voraussetzung, damit auch die Sehne sich aktiv mit in die Bewegung einbringen kann. Wie schon erwähnt, kann durch den Gegenschwung das Kraftpotenzial in der Muskel-Sehnen-Kette bis zu 140 Prozent gesteigert werden.
- Durch diese Katapultwirkung kann sich dann auch die Sehne bis zu 50 Prozent mit in die Aktion einbringen. Eine deutliche Leistungssteigerung ist die Folge, wobei für diese Mehrleistung kein zusätzlicher Sauerstoff benötigt wird, denn die verkürzende Katapultarbeit ist mehr ein Loslassen als aktive Anspannung.

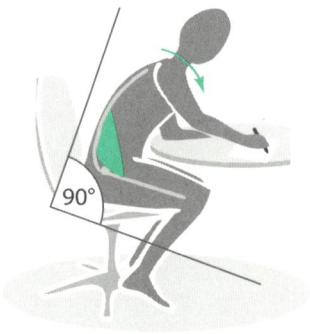

Monotone Bedienungsarbeit am Schreibtisch führt in die Dysbalance wichtiger Gelenke. [5]

In der angepassten Bedienungsarbeit wirken die Sehnen nur noch passiv als Kraftüberträger auf die Gelenke. Das ist die naturunrichtige Bewegung bei der Anpassung an die Technik.

Bei unserer monotonen Anpassung an die moderne Technik wird der Mensch in mehrfacher Hinsicht bestraft:

Der monotonen Anpassung an die Technik sind selbst die kräftigsten Sehnen nicht gewachsen.
Verharren die Sehnen und Faszien in einseitiger Verkürzung ohne jede Längenerweiterung durch den Gegenschwung, beginnen sie zu schrumpfen, sich knotig zu verhärten, und sie werden extrem rissanfällig

- Durch die einseitige Gelenkstellung in Frontrichtung büßt der Mensch seine Elastizität ein, sodass er vor allem die Schultern und Hüften an Streckleistung verlieren. Hierdurch verringern sich die Freiheitsgrade der Gelenke nachhaltig, die an ihren Streckseiten ungenutzt bleiben.
- Hinzu kommt eine Leistungsminderung der Bewegung, die nur noch vom Kontraktionsvermögen der Muskeln lebt, in die sich aber das gewaltige Kraftpotenzial der Sehnen und Faszien nicht mehr einbringen kann.

Die Achillessehne unter Dauerdruck
Selbst die stärkste Sehne des menschlichen Körpers, die Achillessehne, ist dem Dauerdruck konstanter Verkürzung beim absatzbetonten Vorfußgehen nicht gewachsen. Vermehrt reißt sie mit lautem Knall. So erging es meinem Nachfolger E. Adler auf dem Hospitalschiff »Helgoland«. Die Crew hatte sich zur morgendlichen Gymnastik auf dem Achterdeck versammelt. Beim Laufen im Kreis gab es einen lauten Knall, der Kollege beschuldigte seinen Hintermann, ihn getreten zu haben, was nicht stimmte. Die verkürzte und geschrumpfte Achillessehne hatte ihr Urteil längst gesprochen. Die Ruptur war die Folge einer chronischen Stressspannung, nicht der momentanen Belastung bei der Morgengymnastik, der Sportvorgang war nur das Ende einer langfristigen degenerativen Sehnenerkrankung durch die chronische Achillessehnenverkürzung, in der Chirurgie als »Gelegenheitsvorgang« eingestuft. Denn die Sehnenruptur hätte auch durch jeden anderen Vorgang des täglichen Lebens eintreten können.

Ständiges Gehen auf Absatzschuhen blockiert den Katapulteffekt der Achillessehne, die jederzeit mit einer Spontanruptur reagieren kann.

Die Ursache war in diesem Fall also eine chronische Achillessehnenverkürzung, ausgelöst durch das ständige

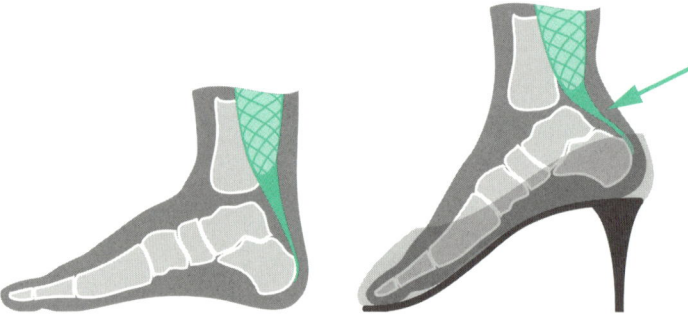

Selbst die stärkste Sehne des menschlichen Körpers ist auf Dauer nicht dem Verkürzungsstress gewachsen. [84]

Gehen auf Absatzschuhen, weil hierdurch das fersenbetonte Aufsetzen des Fußes am Boden blockiert wird, sodass bei der vorderen Fußlandung der Katapulteffekt durch die notwendige Längenerweiterung der Sehne nicht mehr möglich gewesen ist.

Der Fersensporn – Folge des absatzbetonten Vorfußgehens
Der schmerzhafte Fersensporn ist hier ebenfalls einzureihen. Er ist das Ergebnis einer Schrumpfung der Fußsohlenfaszie, die auf die chronische Verkürzung durch den Absatzschuh mit einer knöchernen Spangenbildung am Sehnenansatz reagiert. Dabei muss man wissen, dass der Absatzschuh eine biomechanische Fehlkonstruktion ist, weil er beim Gehen den Gegenschwung aus dem oberen Sprunggelenk nicht zulässt, sodass häufig ein Fersensporn eintreten kann.

Die menschliche Hand, die greift, festhält, klammert und im Faustschluss droht
Bei der monotonen Anpassung an die moderne Technik haben die Menschen ihre Hände nahezu eingebüßt. Diese »Greifwerkzeuge« funktionieren nur noch als verlängerte Hebel all der unterschiedlichen Maschinen, die Computer eingeschlossen. Die Hände können in dieser

> Die menschliche Hand funktioniert monoton als verlängerter Hebel unterschiedlichster Maschinen, sie gehört nicht mehr zum Menschen, sondern ist nur noch ein Glied in der Bedienungskette.

Bedienungsarbeit nicht mehr ihre Freiheitsgrade ausspielen, kein Winken, kein begeistertes Klatschen. Im Vordergrund steht die zielorientierte Ausrichtung der Finger, die auf die vorherrschende Tastenposition mit Beugestress reagieren.

Der Mensch kommt schon mit Faustschluss auf die Welt
Bereits beim ersten Schrei des Babys während seiner Geburt befinden sich die kleinen Fingerchen fest im Faustschluss. Diesen Griff geben wir nur selten auf, denn in all unserem täglichen Tun tendieren die Hände zur Faust. Wir Menschen können nichts auf Dauer greifen oder halten, wir können nur begreifen. Jedoch sieht die Anpassung an die Technik anders aus, die Werbung will uns glauben machen, dass wir unser persönliches Glück im Nehmen und Zugreifen finden können und dass wir dieses oder jenes Produkt nur ergreifen müssen, um glücklich zu sein. Diese Aussage hat schon Martin Luther die Zornesröte ins Gesicht getrieben und ihn schließlich zum Reformator aufsteigen lassen, weil ein Mönch namens Johann Tetzel den persönlichen Besitz mit der Aussage ins Unermessliche gesteigert hatte: »Sobald das Geld im Kasten klingt, die Seele in den Himmel springt.«

> Der Beugestress der Finger bestimmt die Arbeitshaltung des Menschen im Technikzeitalter. Er entspricht dem Festhalten an all den Dingen, von denen wir glauben, ohne sie nicht leben zu können.

Aber auch unsere sogenannte freie Markwirtschaft lebt von diesem Besitzanspruch über das Greifen mit den Händen wie die gegenwärtige Arbeit, die nachhaltig von der Tendenz der Fingerbeugung in der vorherrschenden Tastenposition am Computer bestimmt wird. In dieser anhaltenden Beugestarre der Finger sind die Finger beider Hände von der stärksten Dysbalance aller Gelenke des menschlichen Körpers betroffen.

Das lassen sich die Hände auf Dauer nicht gefallen. Durch diese einseitige Überbelastung kommt es zu einer bedenklichen Hypertrophie, nicht nur in den Muskeln, sondern auch in den Beugesehnen. Davon war die

Medizin lange nicht überzeugt, sie nahm vielmehr an, dass durch die Anpassung der Muskel-Sehnen-Kette an Arbeit, Belastung und Training es nur in der Muskulatur zu einer Anpassung durch Volumenzunahme kommen könne. Man glaubte, dass ausschließlich der Muskel, allein aufgrund seiner optimalen Sauerstoffversorgung, den notwendigen Stoffwechselschub zur Hypertrophie leisten könne, wozu die Sehne nicht in der Lage sei. Warum das so ist, wurde damit begründet, dass das Bindegewebe zum bradytrophen (sauerstoffverarmten) Gewebe gehöre und somit den notwendigen Stoffwechselschub nicht leisten könne.

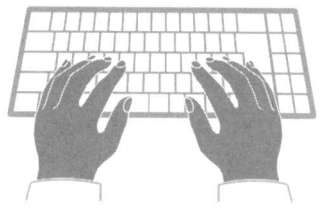

Konstante Krallenposition der Finger am PC verursacht Dauerspannung in allen Beugesehen, die jederzeit in einem schmerzhaften Trio enden kann: Schnappfinger, Dupuytren'sche Kontraktur, Karpaltunnelsyndrom. [85]

Die Sehnen, unsere »weiten Wiesen« im Körper
Wie bereits erwähnt, tritt auch hier die Weite-Wiesen-Situation der Sehnen in den Vordergrund. Aufgrund der schlechten Durchblutung war man lange der Meinung, dass sich die Sehnen auch durch Training nicht an eine notwendige Volumenzunahme anpassen könnten. Ein Irrtum, wie sich herausstellte. Tittel und Otto (Leipzig) hatten frühzeitig erkannt, dass diese Behauptung so nicht stimmt, denn das bradytrophe Gewebe ist durchaus in der Lage, sich an ein belastendes Training anzupassen. Das ist logisch, denn warum sollte es im menschlichen Körper Gewebe geben, das nicht trainierbar ist? Das ergibt bei der Anpassung des Menschen an seine Umwelt einfach keinen Sinn. Für die Zugaufnahme des Sehnengewebes kommen aber nur feste Proteinketten infrage, die in bestimmten Bereichen zu kristallgitterähnlichen Strukturen zusammentreten und als Mizellen bezeichnet werden.

So sind also auch die Sehnen durch lokale Anpassung dazu imstande, sich auf Belastung einzustellen und ein lokales Wachstum aus Bindegewebszellen zu leisten. Durch Training werden der Querschnitt und die Rissfestigkeit der Sehnen erhöht (Ingelmark 1948 sowie Tittel/

Otto 1970). Allerdings gibt es einen gravierenden Unterschied zum lokalen Wachstum der Muskelzellen, der aber nicht in der Qualität, sondern in der Quantität der Anpassung liegt. Der lokale Wachstumsschub in den Sehnen bleibt deutlich hinter der Hypertrophie des Muskels zurück.

Enge in unserem beugeseitigen Handgelenkskanal
Eine Besonderheit der Weite-Wiesen-Situation stellt sich uns an der Beugeseite der Handgelenke dar, denn kein weiterer Raum des Körpers weist eine derartig hohe Konzentration an Sehnen auf, die zudem gemeinsam mit einem wichtigen Nerv einen engen Bandkanal passieren müssen. Jeder Finger hat zwei Beugesehnen, eine oberflächliche und eine tiefe. Das ergibt bei fünf Fingern zehn Beugesehnen, die diesen engen Karpaltunnel passieren müssen, ein Raum, der in seiner Ausdehnung fest begrenzt ist. Werden jetzt die zehn Beugesehnen wie bei einem Pianisten auf der Klaviatur einer ständigen Beugebelastung ausgesetzt, kommt es zu einer bestimmten Volumenzunahme, die zwar nur begrenzt ist, aber immerhin von zehn Sehnen zeitgleich erbracht wird, sodass mit einem Summationseffekt gerechnet werden kann. Das Kernproblem am Handgelenk ist jedoch die Gemeinsamkeit dieser zehn Beugesehnen mit dem wichtigsten Handnerv (Nervus medianus oder Mittelhandnerv), der immerhin vom Daumen bis zum Ringfinger die motorischen und sensiblen Funktionen unterhält. Erleiden jetzt alle zehn Beugesehnen auch nur eine geringe Volumenzunahme, kann es leicht zu einem Engpasssyndrom mit gleichzeitiger Nervenkompression in diesem engen Bandkanal kommen. Schmerzen sowie Sensibilitätsstörungen in den angesprochenen Fingern sind die Folge.

Inzwischen wird in den deutschen Kliniken diese Berufskrankheit schon fast am Fließband operiert. Sie ist die Folge der einseitigen Anpassung an die Technik durch den vernichteten Gegenschwung der Hand bei angepasster Arbeit am PC, wobei die Finger an der Tastatur zum Faustschluss tendieren, wie bereits mehrfach betont. Bei der Operation wird lediglich der Bandkanal mit dem Skalpell gespalten, mögliche Verwachsungen zwischen den Sehnen werden gelöst, damit der druckempfindliche Nerv durch die Bedrängung nicht auf Dauer geschädigt wird.

Beim Schnappfinger sind einzelne Finger in ihrer Gleitfähigkeit gestört
Aufgrund der monotonen Anpassung an die Technik bleibt es aber nicht beim Karpaltunnelsyndrom, auch der Schnappfinger ist hier einzuordnen. Darunter versteht man die begrenzte Anschwellung einer einzelnen Beugesehne eines Fingers, was dazu führt, dass schließlich die Gleitfähigkeit der Sehnen nicht mehr gewährleistet ist. Die Blockade in Höhe des Ringbands ist die Folge, der betroffene Finger kann nicht mehr frei gebeugt und gestreckt werden. Was bleibt dem Chirurgen dann anderes zu tun, als das Ringband operativ zu spalten, sodass die Beugesehnen wieder frei gleiten können?

Die Dupuytren-Kontraktur – eine Männererkrankung
Die häufigste Schrumpfung einer Faszienplatte ist die Dupuytren-Kontraktur, eine Verkürzung der Sehnen an der männlichen Hohlhand. An einer Frauenhand habe ich diese Knotenbildung in der Handchirurgie nie gesehen. Die männliche Hand ist in ihrer Kraftentwicklung mit ei-

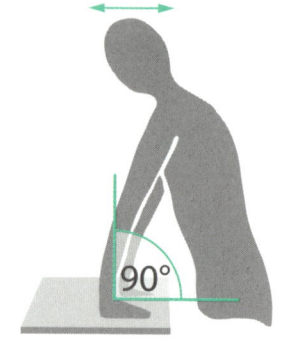

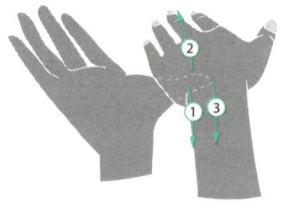

① Passive Dehnung
② Exzentrische Anspannung
③ Nachdehnung

Die Hand liegt gestreckt auf einer Tischplatte. Die Finger sind nach außen gedreht, sodass die Spitzen nach hinten weisen. Jetzt folgt wieder die Dreierregel: sieben Sekunden Dehnungsspannung durch maximale Überstreckung der Hand im Handgelenk, danach sieben Sekunden exzentrische Anspannung der Beugesehen, gefolgt von sieben Sekunden Nachdehnung. [86]

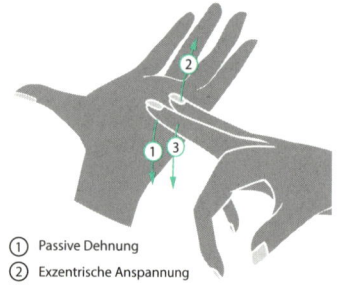

① Passive Dehnung
② Exzentrische Anspannung
③ Nachdehnung

Der rechte Ellbogen ist auf der Tischplatte abgestützt, die Finger der rechten Hand sind maximal überstreckt. Maximaler Druck auf die Kuppen des rechten Mittel- und Ringfingers. Sieben Sekunden halten, danach maximale Beugeanspannung beider Finger im gedehnten Zustand über weitere sieben Sekunden und anschließende Nachdehnung über nochmals sieben Sekunden. Schnell werden Sie feststellen, dass bei diesem Sehnenstretching die Dehnungsintensität gesteigert werden kann. [87]

Wiederholtes Gegenschwungstretching ist bei der monotonen Tastenposition der Hände am PC das Gebot der Stunde, und zwar im Zwei-Stunden-Rhythmus, weil nach der Dehnung bei fortgesetzter Arbeit die Beugesehnen nach 90 Minuten wieder ihre Maximalspannung aufgebaut haben. Bei hoher Daumenbelastung ist auch die separate Dehnung des einzelnen Daumens ratsam.

Beim rechten Daumen liegt wieder der rechte Ellbogen gebeugt auf einer Tischplatte, der Daumen ist maximal gespreizt und gestreckt. Sieben Sekunden Druck mit der anderen Hand auf die Daumenkuppe zur Sehnendehnung, danach sieben Sekunden exzentrische Anspannung der Daumenbeugesehne, abschließend sieben Sekunden nochmalige Nachdehnung. Dabei ist eine Zunahme der Beugesehnenerweiterung nachweisbar. Dieses spezielle Sehnenstretching ist zeitintensiver als das bisherige statische Stretching, es ist aber in jedem Fall erfolgversprechender, und in der Regel lassen sich hierdurch Operationen vermeiden.

ner Zange vergleichbar, die Konsequenz meines Großvaters lautete daher zurecht: »Die Axt ist für die weibliche Hand nicht geschaffen!« Das sehen die Frauen heute natürlich ganz anders.

Wenn man bei dieser Verkürzung und Knotenbildung rechtzeitig auf der Hut ist, kann man die Schrumpfungstendenz der Hohlhandfaszie durch Faszienstretching verhindern. Sind allerdings die Knoten bis in die Finger nachweisbar, wird man den handchirurgischen Eingriff kaum noch verhindern können. Im Übrigen gibt es diese Faszienschrumpfung auch an der Fußsohle, wo sie zum Glück nur viel seltener in Erscheinung tritt.

Dynamisches Gegenschwungstretching
Die Freiheitsgrade der Gelenke werden zum einen vom Aufbau der korrespondierenden Gelenkflächen bestimmt, zum anderen von den steuernden Muskel-Sehnen-Ketten, die für die komplexe Gelenkbeweglichkeit zuständig sind. Dabei sind es speziell die elastischen Bindegewebsfasern, die die Elastizität festlegen.

Diese steuernden Muskel-Sehnen-Ketten müssen Kraft erzeugen können, damit sich der entsprechende Gelenkabschnitt gegen die Schwerkraft der Erde durchsetzen kann. Natürlich ist diese Kraftentwicklung im Schwerkraftfeld der Erde von großer Bedeutung, aber den gleichen Stellenwert muss man auch den Sehnen und den flächenhaften Faszien einräumen, denn sie sind nicht nur einfache Kraftüberträger zwischen Muskel und Gelenk, sie haben im Gelenkverband eine Doppelfunktion zu erfüllen:

- Bei monotoner Arbeit, wie sie gegenwärtig an technischen Geräten stattfindet, wirken die Sehnen nur passiv als Kraftvermittler zwischen Muskel und Gelenk.
- Bei allseitiger, natürlicher Arbeit unter Ausnutzung großer Freiheitsgrade der Gelenke greifen auch die Sehnen aktiv mit in den Bewegungsvorgang ein.

- Diese komplexe Bewegung entsteht aber nur dann, wenn bei Beginn der Bewegung bewusst die Antagonisten (Strecker als Gegenspieler zu den Beugern) maximal angespannt und verkürzt werden, eingeleitet durch den initialen Gegenschwung, sodass die eigentlichen Leistungsträger an der Beugeseite über ihre Grundlänge hinaus gedehnt werden, worauf bereits hingewiesen wurde.
- Dieser Gegenschwung ist die Voraussetzung, dass an der Beugeseite nicht nur die Muskeln gedehnt, sondern auch die Sehnen mit einbezogen werden.
- Nur so funktioniert der Wundermechanismus des Gegenschwungs, ausgelöst durch die Längenerweiterung der Sehne. Erst jetzt zündet ergänzend zur Muskelkraft auch die elastische Sehnenkraft durch den Katapulteffekt. Danach schnellt die Sehne zurück in ihre Ausgangslage, sodass das Bewegungspotenzial des Muskels hierdurch um bis zu 50 Prozent gesteigert werden kann.

Nicht Kraft, sondern Elastizität
Es ist wichtig zu wissen, dass das bedeutendste Energiekonzept der Natur nicht die Kraft ist, sondern die Elastizität. Stellen Sie sich ein Kornfeld im sanften Sommerwind vor. Wie die Wellen einer Brandung wogen die Kornhalme hin und her. Wären sie starr und unnachgiebig, würde der Wind sie schnell umknicken. Nicht einmal der Sturm im August kann die Blätter der Bäume von den Ästen fegen, elastisch wiegen sie zwischen Richt- und Gegenschwung und bieten dem Wind somit den geringsten Widerstand.

Erst mit Beginn des Herbstes, wenn die Blätter an den Zweigen ihre Elastizität verlieren und starr werden, erst dann hat der erste Herbststurm leichtes Spiel – zur großen Freude früher für uns Kinder, wenn wir im Wald tief schlurfend durch das Laub ziehen konnten.

Der Katapulteffekt

Nur durch den Katapulteffekt kann sich neben der Muskulatur auch die Sehne mit in den Bewegungsvorgang einbringen, allerdings verfügen die Sehnen im Gegensatz zum Muskel über kein kontraktiles Gewebe, das sich aktiv zusammenziehen könnte, um so einen ergänzenden Bewegungsimpuls auszulösen. Die Sehne ist mit ihren elastischen Fasern auf die Gegenkraft der Antagonisten angewiesen, um über ihre Grundlänge hinaus erweitert zu werden. Dann aber schlägt die Stunde der elastischen Fasern, die sich, einem Gummiband ähnlich, zusammenziehen können, um in ihre Ursprungslänge zurückzuschnellen. Das ist das hohe Energiepotenzial des Katapulteffekts, das aber nur über den Gegenschwung ausgelöst werden kann.

Auch der neue Weltrekord im Kugelstoßen ist dem Katapulteffekt zu verdanken. Während man früher rein zielorientiert und nur mit geringem Gegenschwung aus dem Wurfarm heraus die Kugel stieß, konnte man den Weltrekord nur noch dadurch steigern, dass man den Katapulteffekt nachhaltig mit in den Abwurf einbezog. Diese Steigerung war aber nur möglich, wenn in spiralförmiger Drehtechnik vorgegangen wurde, weil nur hierdurch auf die Sehnen dreidimensionale Kräfte wirken, die dreifach die Sehnenspindeln erreichen, um so zusätzliche Entspannungsimpulse auszulösen, sodass die entsprechenden elastischen Fasern ihren Katapulteffekt mit in die Bewegung einbringen können.

Irrungen und Wirrungen der Sportmedizin

Natürlich hat man vonseiten des Sports einschließlich der Medizin vieles versucht, das Leistungsvermögen des Menschen im Zusammenhang mit der Bewegung durch spezielle Gymnastik zu steigern. Maßnahmen wurden entwickelt, damit der Mensch in der Freizeit Bewegungen betreiben konnte, die dazu beitragen sollten, negative

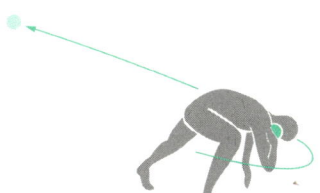

Mit neuer Gegenschwungtechnik beim Kugelstoßen werden größere Weiten erzielt. [88]

In der Lebensspirale haben Richt- und Gegenschwung, aber auch Hocke und Körperstreckung ihren festen Platz.
In unserer Lebensspirale hat der Gegenschwung eine wichtige Position. Er ist natürlich konträr zum Richtschwung ausgerichtet, braucht aber auch den gleichen Raum- und Zeitabstand wie sein Gegenpol. Nur so ist der Weg frei in Richtung Harmonie, Balance, Gesundheit, Leistung.
In diese bipolare Zweiteilung der Spirale gehört auch die Hocke, wie wir sie bei langem Sitzen einsetzen. Sie ist der wirksame Gegenschwung zur absoluten Körperstreckung.

Arbeitsbelastungen auszugleichen und gegen bestimmte Zivilisationserkrankungen rechtzeitig vorzugehen. Aber in dieser Entwicklung sind den Naturwissenschaften viele Irrungen und Wirrungen unterlaufen, wovon auch die Medizin nicht verschont blieb.

Alles begann mit der Turnvater-Jahn-Gymnastik
Die Bedeutung des Stretchings kennt man schon lange. Früher galt der Spruch: »Einmal richtig gedehnt ersetzt eine Stunde Schlaf!« Unsere Gymnastik begann vor mehr als hundert Jahren mit der Turnvater-Jahn-Gymnastik in Berlin in der Hasenheide, eine schwungvolle Schleudergymnastik, die aber mit einer hohen Verletzungshäufigkeit einherging. Wie es dazu kam? Man hatte die Muskelphysiologie nicht berücksichtigt. Wird nämlich ein Muskel schwungvoll über eine schleudernde Gelenkbewegung erweitert, dann reagieren kleine, spindelförmige Rezeptoren zwischen den einzelnen Muskelfasern, sogenannte Dehnungsfühler, die reflexartig den Muskel in die Kontraktion treiben. Ein überaus sinnvolles Unterfangen, das dafür sorgt, dass der schwungvolle Schleudervorgang nicht zu einer Verrenkung (Luxation) des regionalen Gelenks führt. Der schlagartig sich verkürzende Muskel federt somit jede Distorsion ab.

Nach der Schleudergymnastik kam das statische Stretching
Schlaue Denker aus der Physiologie kamen auf die Idee, ganz einfach die eingelagerten Muskelspindeln (Nervenrezeptoren) auszubremsen. Die Muskeln sollten äußerst behutsam und deutlich verlangsamt gedehnt werden, um die Dehnungsmelder auszutricksen, da sie nur bei einer schwungvollen Schleuderbewegung mit akuter Muskelverkürzung reagieren. Die Stunde des statischen Stretchings war geboren, und über Jahrzehnte »kommandierte« der Amerikaner Bob Anderson alle Turnwilligen

Statisches, bewegungsloses Stretching schafft eine größere Gelenköffnung bei aufgehobenem Verletzungsrisiko, erreicht aber nicht die Sehnen und Faszien.

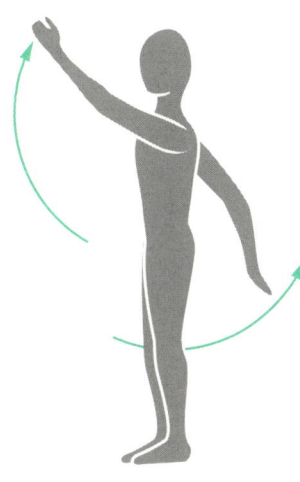

Ballistische Schleuderbewegungen führen häufig zu Muskel-Sehnen-Verletzungen und sollten durch Stretching ersetzt werden. [89]

mit seinen Habachtstellungen in starrer Verrenkungshaltung.

Ich erinnere mich an ein Spiel auf der Straße aus meiner Kindheit, bei dem man von einem Werfer an den Armen nach vorn geschleudert wurde, um dann in einer absurden Körperstellung plötzlich stehen zu bleiben und so länger zu verweilen, den Namen dieses Spiels habe ich leider vergessen.

Das statische Stretching, dem Yoga des Fernen Ostens vergleichbar, erreichte nie dessen esoterischen Nimbus. Eine besondere Spielart des statischen Stretchings war das PNF-Stretching (PNF = Propriozeptive Neuromuskuläre Fazilitation), das natürlich wieder aus den USA kam, die ergänzende Anspannung der Antagonisten in der statischen Dehnung. Es war durchaus sinnvoll, in dieser Art zu verfahren, wenn man nicht nur den Muskel erreichen wollte.

Beim rein statischen Dehnen wird, wie schon angedeutet, der entsprechende Muskel behutsam über eine verzögerte Bewegung gedehnt, was dazu führt, dass die Muskelspindeln nicht reagieren, sodass eine Muskelkontraktion verhindert wird. Mit dem Ergebnis, dass die Öffnung des regionalen Gelenks auf diese Weise vergrößert wird, was über Jahrzehnte praktiziert wurde.

Bald stellte sich aber heraus, dass die Dehnungswirkung im statischen Programm ausschließlich vom weicheren Muskelgewebe geschluckt wurde, dass aber die festere Sehne unbeteiligt blieb, was Ultraschalluntersuchungen mit mobilen Geräten ergaben, die erstmalig auch ambulant vor Ort des Geschehens eingesetzt werden konnten.

Sehne und Faszie – das schwächste Glied in der Muskel-Sehne-Gelenk-Kette

Man muss wissen, dass die krankhaften Veränderungen in der Muskel-Sehne-Gelenk-Einheit bevorzugt beim schwächsten Glied in der Verbundkette auftreten, und das schwächste Glied in dieser Verbindungseinheit ist nicht der Muskel, sondern Sehne und Faszie. Um allerdings beim Dehnen Sehne und Faszie mit erfassen zu können, muss man aus Sicht der Neurophysiologie ganz anders vorgehen als üblicherweise beim statischen Stretching.

Die Stunde des dynamischen Faszienstretchings
Auch in diesem Fall ist die Muskel-Sehnen-Physiologie ausschlaggebend, denn es gibt nicht nur Muskelspindeln, auch Sehnenspindeln existieren. Wie schon gesagt: Muskelspindeln sind Dehnungsrezeptoren, die speziell auf schwungvolle, ballistische Schleuderbewegungen ansprechen. Man kann sie austricksen, indem man den Muskel behutsam in die Länge zieht. Die Sehnenspindeln dagegen sind Spannungsrezeptoren, die erst auf eine höhere Spannung in der Muskel-Sehnen-Kette reagieren. Sie bewirken reflexartig die sofortige Entspannung in der Muskel-Sehnen-Kette, ein zusätzliches Sicherheitsventil, damit es bei zu hohen Zugwirkungen nicht zu einer Muskel- oder Sehnenverletzung kommt. Ihre Wirkung kennt man aber erst, seitdem man sie mit mobilen Ultraschallgeräten vor Ort untersuchen konnte. Dabei stellte sich heraus, dass bei statischem Stretching die gesamte Dehnungswirkung vom Muskel geschluckt wird, weil er weicher und flexibler ist als die Sehne. Die Sehnen und Faszien erreicht man erst durch eine höhere Zugspannung. Man benötigt ein spezielles dynamisches Stretching, weil die Sehnenspindeln später als die Muskelspindeln reagieren. Anders als beim statischen Stretching gilt es hier, nicht die Bewegungslosigkeit in der Dehnung zu beachten. Im Dehnungszustand sind vielmehr ergänzende dynamische Einheiten gefordert wie Federn, Vibrieren, exzentrische Muskelanspannung oder spiralförmige Bewegungen.

Dynamisches Faszienstretching heißt: primär maximale Gelenköffnung durch sieben Sekunden statisches

Dynamisches Faszienstretching entsteht durch zusätzliche federnde, vibrierende Bewegungen oder durch die exzentrische Anspannung des gedehnten Muskels.

Stretching, danach sekundär ergänzende federnde, vibrierende Bewegungen oder wiederholte exzentrische Muskelanspannung des gedehnten Muskels. Zum Abschluss folgt die nochmalige statische Nachdehnung, wobei man schnell erkennt, dass hierdurch das Gelenk weiter geöffnet werden kann. Das verdanken wir den Sehnenspindeln, die einen zusätzlichen Entspannungsimpuls in das Geschehen einbringen.

Bei langer Bildschirmarbeit, so hatten wir erfahren, verriegeln wir ständig die Schulter- und Hüftgelenke. Die entsprechenden Dysbalancen nehmen uns regelrecht in die Zange, sodass wir uns nicht mehr vollständig aufrichten können. Dabei verändert sich auch unser Gangbild, da der Gegenschwung aus den Hüften blockiert ist. Als absatzbetonter Vorfußgeher fallen wir überfallartig nach vorn, weil wir die Fersen nicht mehr auf den Boden bringen. Wie schon erwähnt: Wir sind nur noch zielorientiert im lauten Stakkato auf den Beinen.

Ein positives Vorbild für uns kann der langsame Walzer sein, bei dem die Beine in den Hüftgelenken ihre ganze Bewegungsfreiheit ausspielen. Es ist immer wieder schön, dieses langschrittige Gleiten der Paare bei einem Ball erleben zu können, allerdings wird auch hier betont vorfußbelastend vorgegangen. Damit Sie den Walzer trotz täglicher Bildschirmarbeit ein Leben lang tanzen können, empfehle ich Ihnen am Arbeitsplatz im Zwei-Stunden-Rhythmus das hochwirksame dynamische Faszienstretching der Hüft- und Schultergelenke.

Das tägliche Entschlüsselungs-Duett
Unverzichtbar ist das tägliche körperliche Entschlüsselungs-Duett gegen die verriegelten Schulter- und Hüftgelenke bei langer Bildschirmarbeit, möglichst im Zwei-Stunden-Rhythmus. Es besteht aus dem Kreuzhang- und dem Storchenbein-Ritual.

> **Was können wir für unsere Gesundheit aus all den Hinweisen lernen?** Wenn uns bei einseitiger Anpassung an die technischen Arbeitsbedingungen der energiefördernde Gegenschwung genommen wurde, kann die Antwort nur lauten: Gegenschwungstretching! Das dynamische Faszienstretching sollte im Zwei-Stunden-Rhythmus durchgeführt werden, denn eine skandinavische Studie hat nachgewiesen, dass eine gedehnte Muskel-Sehnen-Kette bei fortgesetzter Arbeit nach 90 Minuten wieder ihre maximale Verkürzung erreicht hat.

- *Kreuzhang-Ritual*, um aufrecht durchs Leben gehen zu können: Bei jedem Toilettengang gegen die verriegelten Schultergelenke bei langer Sitzarbeit für eine aufrechte Körperhaltung. Mit dem Rücken stehen Sie einen Schritt vor der geöffneten Tür, legen die Handflächen so in den Rahmen in Schulterhöhe, dass alle Finger maximal gestreckt nach hinten weisen.
- *Erste Dehnungsverstärkung durch die leichte Kniebeuge.* Beim dynamischen Faszienstretching gibt es zwei Möglichkeiten: Entweder Sie spannen in der Dehnung wiederholt die beugeseitigen Schultermuskeln (sieben Mal) und danach wiederholte Nachdehnung, die jetzt deutlicher ausfällt. Oder Sie schwingen in der Dehnungsposition wiederholt mit dem Oberkörper vor und zurück, danach nochmaliges intensives, statisches Nachdehnen

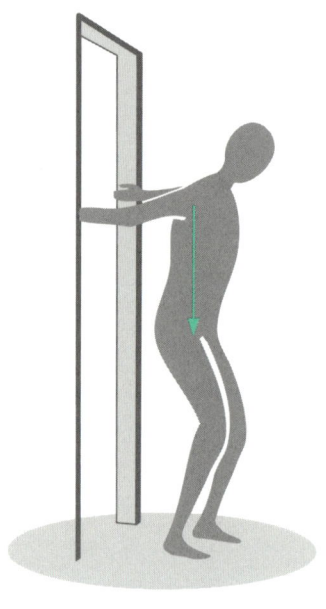

Dehnung der beugeseitigen Schultermuskulatur. [90]

- *Zweite Dehnungsverstärkung.* Sie begeben sich in die tiefe Hocke, dabei rutschen die Hände seitlich an der Innenwand der Tür nach unten. Die Füße stehen parallel am Boden und weisen festen Fersenkontakt aus, die Knie sind nach vorn ausgerichtet, der Rücken ist gleichmäßig gerundet. Wiederholte Anspannung der Schultern und der Waden oder mehrmaliges Vor- und Zurückschwingen des Oberkörpers.
- *Dritte Dehnungsverstärkung.* Jetzt schlägt die Stunde der Wahrheit! Sie heben beide Fersen an und verlagern die Kniegelenke maximal nach vorn, der Rücken bleibt weiter gleichmäßig gerundet. In diesem »Stretching total« gibt es kaum noch einen Muskel, der nicht mit in die Elastizität einbezogen wird: Beugeseitige Schultermuskeln bis in die Fingerbeuger hinein, die untere lumbale Rückenmuskulatur mit gleichzeitiger Erweiterung des Spinalkanals, die Waden-Achillessehnen, die Fußsohlenfaszie einschließlich der Zehenbeuger – das sind acht Muskelgruppen.

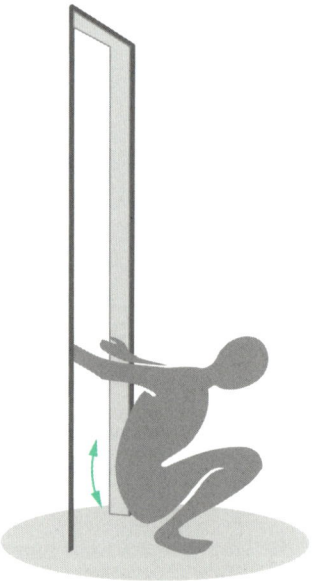

Ergänzende Dehnung der unteren Rückenmuskulatur und der Waden. [91]

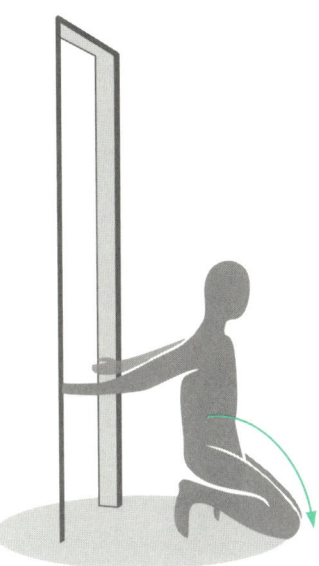

Ergänzende Dehnung der Achillessehnen, der Fußsohlenfaszie und aller Zehenbeuger. [92]

Jetzt beginnt ein faszinierendes Faszienstretching, indem Sie mehrmals von der hinteren Fersen- in die vordere Kniestellung wechseln. Hierbei wird speziell die gesamte Fußsohlenfaszie erreicht, eine hervorragende Übung gegen den schmerzhaften Fersensporn.

Eine besonders hohe Faszienwirkung erreichen wir, wenn wir alle drei Stufen miteinander verbinden, wobei wir ständig zwischen der hinteren Hockstellung mit nach hinten verschränkten Armen und der vorderen Knieposition wechseln. Dabei bleiben beide Hände ständig im Türrahmen fixiert.

Dieses Stretching total ist ein optimaler Ausgleich bei jeder anhaltenden Tastenposition am PC, weil nahezu alle wichtigen Muskeln und Sehnen des Körpers erfasst werden:

- **Rückenmuskeln**
- **Beugeseitige Schultermuskeln**
- **Unterarm- und Fingerbeuger**
- **Erweiterter Spinalkanal**
- **Gesäßmuskeln**
- **Puborektaler Schließmuskel**
- **Kniescheibenfaszie**
- **Wadenmuskeln**
- **Achillessehne**
- **Fußsohlenfaszie**
- **Zehenbeuger**

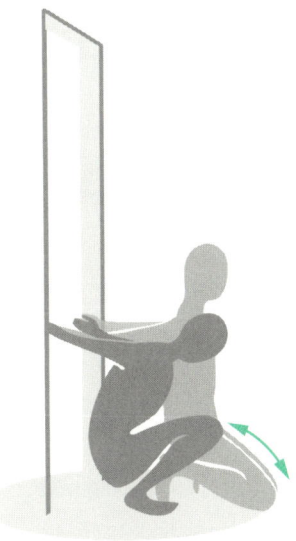

Komplexe Dehnung des Rückens, der Schultergelenke, der Waden-Achillessehnen und der Fußsohle. [93]

- *Storchenbein-Ritual, um schwungvoll und majestätisch gehen zu können.* Dieses Ritual wirkt gegen Rückenschmerzen und für einen belebenden Hüftschwung vor jedem Aufstehen nach langem Sitzen. Sie rutschen nach vorn an den Stuhlrand und halten sich seitlich mit beiden Händen. Jetzt verlagern Sie beide Füße unter dem Stuhl so weit nach hinten, dass die Fußrücken gegen den Untergrund drücken. Sie verlagern den Oberkörper maximal nach hinten, so lange, bis Sie ein leichtes Ziehen in der rechten und linken Leiste verspüren. Beim Faszienstretching entweder wiederholte Anspannung beider Hüftgelenke durch den verstärkten Druck der Füße gegen den Boden oder wippende Bewegungen des Oberkörpers mehrmals vor und zurück. Die Übung kann auch mit einem Bein durchgeführt werden.

Memoryeffekt durch Rituale
Die Praxis hat gezeigt, dass wir die Entspannungsübungen am Arbeitsplatz immer wieder vergessen, besonders bei konzentrierter Arbeit. Wir denken erst dann an unseren Rücken, wenn der Schmerz offenkundig wird. Daher nutzten wir besonders für betriebliche Prävention ein externes Leuchtsignal, an dem niemand vorbeikommen kann. Das ist das Ritual, eine besondere Handlung, zu der Sie aufschauen können und die dadurch einen hohen Memoryeffekt aufweist. Der Mensch braucht immer etwas, zu dem er hinaufblicken kann, etwas, das größer ist als er selbst. Dazu gehören Signale durch Rituale, denn sonst dreht sich alles nur um Arbeit, Freizeit und Vergnügen, so die Erkenntnis von C. G. Jung.

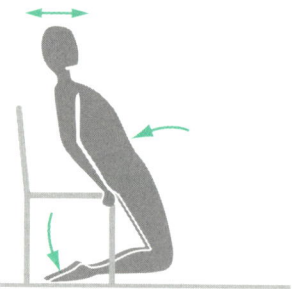

Ein- oder beidbeiniges Dehnen der Hüftlendenmuskel unter dem Stuhl vor jedem Aufstehen nach langem Sitzen. [94]

Das Robbenflossen-Ritual als zusätzliches Training im Vorübergehen
Zu den zwei Grundübungen des Entschlüsselungs-Duetts, der Basis Ihres Elastizitätstrainings, kommt das Robbenflossen-Ritual hinzu. Hierdurch kann die häufigste Berufskrankheit der Gegenwart, das Karpaltunnel- oder Mausklicksyndrom, verhindert werden. Die Dehnung wird zum ständigen Ritual, wenn Sie an den Drucker gehen oder beim Telefonieren. Sogar während eines Gesprächs mit einem Kollegen ist Entspannung ganz nebenbei möglich. Sie legen beide Handflächen maximal

Rituale haben Leuchtkraft im grauen Stressalltag, sie weisen uns den Weg in Richtung Wohlbefinden und Gesundheit und haben einen hohen Erinnerungswert, an dem wir nicht vorbeikommen.

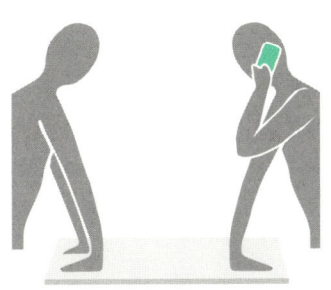

Bei jedem Handykontakt gilt: Aufstehen und Dehnung der freien Hand gegen das Karpaltunnelsyndrom. [95]

nach außen gedreht auf eine Tischplatte, sodass die Finger nach hinten weisen. Die Handgelenke sind bis zu 90 Grad überstreckt, die Handflächen liegen komplett auf der Tischplatte. Alle Finger sind gestreckt, auch die Mittelgelenke liegen fest auf der Unterlage. Jetzt verlagern Sie den Oberkörper weit nach hinten, bis Sie ein Ziehen in den Unterarmen und Fingerbeugern spüren. Beim dynamischen Stretching erfolgt jetzt die wiederholte Anspannung der Fingerbeuger (sieben Mal) durch den maximalen Druck der Fingerkuppen gegen die harte Unterlage, oder Sie wippen mit dem Oberkörper sieben Mal vor und zurück.

Kauer-Power-Ritual bei jeder Gelegenheit

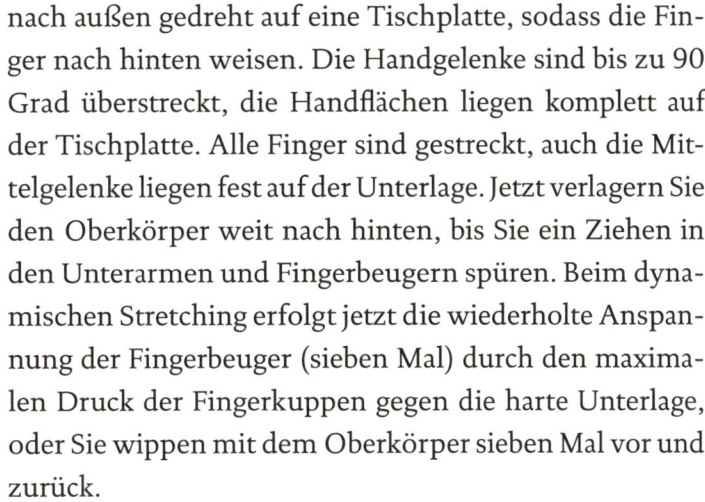

- Als halbe oder ganze Hocke während der Bildschirmarbeit, nach dem Jogging, bei langen Spaziergängen etc.
- Als Hängehocke während der *Tagesschau* am Abend, bei jeder Wartezeit am Bahnhof, beim Zahnarzt, bei einer Wanderung auf einer einsamen Bank etc. Allein durch diese Übung reduzieren Sie den Bandscheibendruck, der im Sitzen und Stehen annähernd bei 120 kg liegt, auf null!

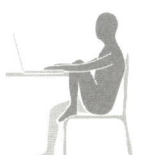
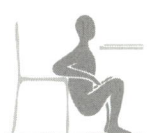
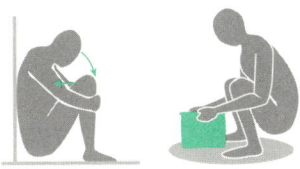

- Als Hocke vor der Wand oder die überschlagene Hocke auf dem Stuhl.
- Als freie Hocke bei jeder Bodenarbeit im Haushalt, im Garten und auf allen Baustellen.
- Beim Zuschnüren der Schuhe.
- Als Beifahrer im Auto.
- Die entlastende Hocke lässt sich auch hervorragend als Partnerübung praktizieren, dabei kommt Stimmung auf, gleichzeitig wird das Gemeinschaftsgefühl angesprochen.

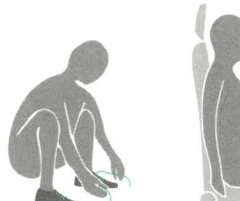
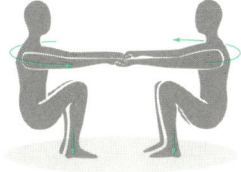

Das Befreiende-Sitz-Quartett gegen den täglichen Sitzstress

Die Arbeit der Zukunft wird weiter im Sitzen von Menschen gestaltet werden, einen grundsätzlich neuen Arbeitsstuhl wird es kaum geben, sodass wir uns gegenwärtig darauf einstellen müssen, das Beste aus der augenblicklichen Sitzmisere zu machen. Hier einige schnell umsetzbare Sitz-Entspannungs-Rituale beim langen Sitzen:

- Vor jedem Aufstehen nach langem Sitzen gegen Rückenbeschwerden und zur Gehverbesserung empfehle ich das bereits beschriebene Storchenbein-Ritual. Wir rutschen nach vorn an den Stuhlrand und halten uns seitlich mit beiden Händen. Das rechte Bein unter der Sitzfläche weit nach hinten verlagern, der rechte Fuß liegt überstreckt auf dem Boden. Dehnungsverstärkung durch die Verlagerung des Oberköpers nach hinten, ohne allerdings ins Hohlkreuz zu fallen. Beim Faszienstretching sieben Mal wiederholte Anspannung des rechten Beins durch den Druck des rechten Fußrückens gegen die Unterlage oder wiederholtes Vor- und Rückschwingen des Oberkörpers. Wiederholung der Gegenseite, oder die Übung wird gleichzeitig mit beiden Beinen durchgeführt, dabei muss man sich gut mit den Händen seitlich abstützen.
- Kreuzhang-Ritual nach jedem Toilettengang (siehe Abb. 90).
- Robbenflossen-Ritual (siehe Abb. 95).
- Das Kauer-Power-Ritual der halben und der ganzen naturrichtigen Entspannungshocke, die parallel und gleichzeitig bei der Bildschirmarbeit praktiziert werden kann mit hoher Wirkung gegen Rückenbeschwerden (siehe S. 163).
- Das Rückenrodeo-Ritual gegen Rückenbeschwerden (siehe Abb. 51).
- Das Hocke-Augenpressur-Ritual gegen Rückenbeschwerden und gegen die tränenden, gestressten Au-

gen bei langer Bildschirmarbeit. Jeder kennt diese Beschwerden bei konzentrierter Bildschirmarbeit, neben den Rückenbeschwerden werden auch die überanstrengten Augen auffällig, sie sind gereizt, beginnen zu tränen und weisen rote Ränder auf. Als Notlösung wirft man die Brille zur Seite und beginnt, die Augen mit den Fingern zu reiben.

Augenpressur und Hocke entspannen Rücken und Augen gleichermaßen
Noch wirkungsvoller ist die Hocke auf dem Arbeitsstuhl, wobei Ihre Ellbogen den Oberkörper auf den Kniegelenken abstützen und Sie mit den Handflächen zarten Druck gegen die geschlossenen Augen ausüben. Wiederholt nehmen Sie die Hände von den Augen, die aber geschlossen bleiben und jetzt dem schon erwähnten »Cinéma interne«-Film folgen. Dabei tauchen Farben auf, beginnend mit Gelb, Rot etc., was individuell ganz unterschiedlich ausfällt. Sie konzentrieren sich auf diese Farben. Auch kleine schwarze Punkte (die ebenfalls schon genannten »fliegenden Mücken«) können auftauchen, die Sie auch ins Visier nehmen können. Dies ist ein Programmpunkt der Vagus-Meditation, siehe das Buch *Bonusjahre*.

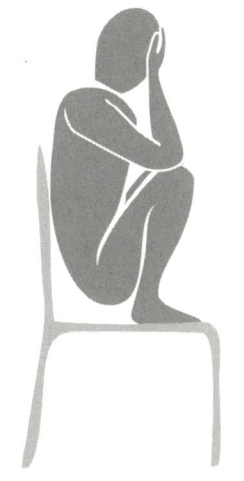

Die Hocke entspannt den Rücken, die Augenpressur aus der Vagus-Meditation die Augen und das Herz zugleich. [96]

Gönnen Sie sich an Ihrem Arbeitsplatz mittags zwischen 12 und 14 Uhr für 15 Minuten die Vagus-Siesta durch »Cinéma interne«-Programm in Verbindung mit Kehlkopfvibrationen.

Erweiterte Sitz-Entspannungs-Rituale
Sie nehmen abseits auf einem Stuhl Platz, der gegen ein helles Fenster ausgerichtet ist. Schließen Sie die Augen und rufen Sie die Farben ab, die hinter den geschlossenen Augen auftreten. Gleichzeitig konzentrieren Sie sich auf die Atmung unter besonderer Beachtung der Ausatmung, die Sie möglichst betont und lange fließen lassen, was durch Kehlkopfvibrationen möglich wird. Dabei schnurren Sie wie ein Kätzchen, summen wie eine Hummel, singen leise wie eine Amsel oder brummen wie ein Bär. So mobilisieren Sie den Entspannungsnerv Vagus, der Herz, Lunge und Bauchraum in Sekunden entspannt.

Weitere Hinweise finden Sie im Buch *Bonusjahre*. Sie erleben eine Leistungssteigerung von ca. 35 Prozent für den restlichen Tag, Sie fühlen sich besser und sind einfach besser drauf.

Sie lernen auf der schwingenden Matte zunächst den Einbeinstand, danach beginnen Sie zu wippen: zwei Mal, vier Mal oder sieben Mal. Danach wechseln Sie auf die andere Beinseite. Sie landen mit dem Fuß fersenbetont, leicht schwingend, vibrierend. So wechseln Sie ständig von links nach rechts und umgekehrt, 15 Minuten oder 30 Minuten ohne Pause.

Gleichzeitig konzentrieren Sie sich auf eine exakte Armarbeit. Dem Schwungbein nach vorn folgt der im Ellbogengelenk um 90 Grad gebeugte Gegenarm. In der gesamten Vorbewegung werden die Finger maximal gestreckt (achten Sie auf die intensive Fingerstreckung), in der Rückbewegung totaler Faustschluss. Achten Sie besonders auf diese spezielle Armarbeit.

Sie atmen durch die Nase ein und aus. Danach richten Sie die Geschwindigkeit aus. Sobald Sie über die Nasenatmung nicht genug Luft bekommen, sind Sie schon zu schnell. Reduzieren Sie das Tempo.

Diese hervorragende Herz-Kreislauf-Prävention betreiben Sie täglich nach langer Sitzarbeit als Bewegungsausgleich unter der Woche von Montag bis Donnerstag, denn an diesen Tagen ist das Zeitfenster bei intensiver Arbeit für lange Trainingseinheiten geschlossen, die Wegstrecke zum Stadtpark ist einfach zu weit. Am Wochenende haben Sie dann die Gelegenheit zum Schwimmen, Radeln, Wandern etc.

Das Ritual der Bewegung wird auf diese Weise zu einer Regelmäßigkeit, weil Sie bald gar nicht duschen können, ohne zuvor eine halbe Stunde aufs Trampolin zu gehen.

15 oder besser 30 Minuten Tanzjogging zu Hause auf dem Minitrampolin, unmittelbar vor dem Duschen.

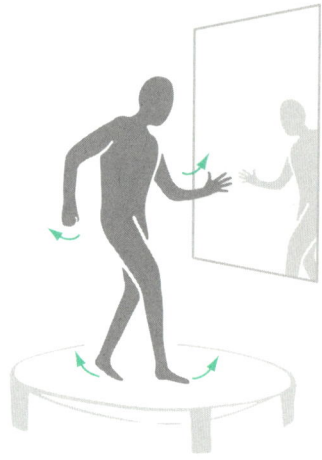

Tägliches Faszienjogging auf dem häuslichen Trampolin baut den Tagesstress hervorragend ab. Gleichzeitig trainieren Sie Ihre Koordination, was im Alter als optimales Antisturzprogramm wichtig ist. [97]

Guten-Morgen-Ritual

Beginnen Sie jeden Tag auf Ihrer weichen Matratze mit dem Guten-Morgen-Ritual. Sie werden jede Anspannung im Stressalltag leicht abfedern können.

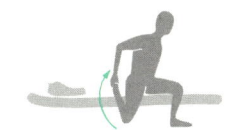

- Storchenbein-Ritual am Bettrand, rechtes und linkes Bein.

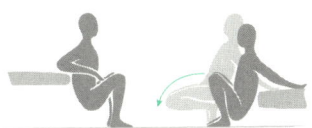

- Hängebrücken-Ritual am Bettrand und Arme hinten auf Handrücken. Sobald die Hände auf dem Handrücken liegen (maximale Pronation, also Einwärtsdrehung), ist der Bizeps in der Schulter entspannt, und Sie können die Schultern extrem öffnen.

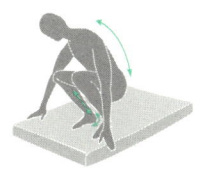

- Freie Hocke auf der Matratze, die Hände halten Sie seitlich. Üben Sie diese Hocke täglich, die weiche Matratze kommt den Füßen entgegen, Sie spüren die Entspannung bis in die Fußsohlen und Zehen hinein. Mit dieser Übung wird die Hocke für Sie schnell zu einem kompakten Stretching total, ein optimaler Rückzugsraum aus dem Stress unserer Zeit. Ihr Rücken dankt es Ihnen!

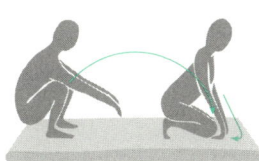

- Pendelhocke vor und zurück. Aus der Hocke heraus heben Sie die Fersen an und verlagern den Körper nach vorn bis in die Knielage. Gleichzeitig drehen Sie die Hände so nach außen, dass die Fingerspitzen nach hinten weisen, Sie können auch die Kniegelenke auf die überstreckten Finger legen, wie im Bild angegeben. Jetzt beginnt die Pendelhocke vor und zurück, vier oder sieben Mal hin und her, ganz wie Sie wollen. Auch dies ist ein optimales Stretching total, denn neben dem Rücken und den Beinen werden sogar die Unterarm- und Fingerbeuger mit in das Programm einbezogen.

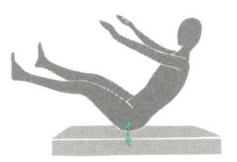

- Exzentrisches Bauchmuskeltraining auf der Matratze, das besonders wirksam und bandscheibenschonend ist.

- Hocke vor dem Bettrand mit dreidimensionaler Tiefenwirkung, wirksam besonders bei der Ischialgie. Die Hocke ist besonders wirksam, weil nicht nur die längs verlaufenden Muskeln, sondern auch die Rotatoren berücksichtigt werden, die eine besondere Tiefenwirkung haben, wie z. B. die Gesäßmuskeln und der Musculus piriformis, der durch seine vorherrschende Spannung leicht den Ischiasnerv unter Druck setzen kann.

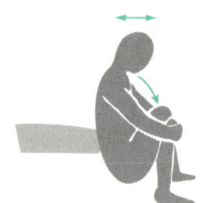

2. Wirksame Rückenstärkung bei langem Sitzen

In der Kauer-Power-Position der wiederholten Hocke bleibt unser Rücken elastisch und an unterschiedliche Belastungssituationen anpassungsfähig. Der Rücken lebt aber auch von seiner Kraft, die wir immer im Auge behalten müssen, die gezielte Stärkung des Nackens und der unteren lumbalen Rückenmuskulatur, den Beckenboden eingeschlossen. Im Zentrum dieser Rückenstärkung stehen zwei Übungsteile, die aus der Hocke heraus gestaltet werden. Das hat für den Anwender große Vorteile:

- Die Kraftübungen können schnell aus dem Sitzen heraus gestaltet werden, sei es auf dem Arbeitsstuhl, sei es auf dem Autositz, auf langen Reisen im ICE oder im Flieger. Und sie stehen unter dem Motto: »Im Sitzen gehen und im Gehen sitzen!«
- Das nächste »Kraftpaket« findet in der Hocke vor einer Wand statt, ein Programmpunkt der Verhältnisprävention, bei dem die örtlichen Verhältnisse geschickt zum Training genutzt werden können.

Rückentraining – bewusst exzentrisch

Normalerweise wird konzentrisch trainiert, d. h. der Muskel wird aus seiner normalen Länge heraus zur Verkürzungsarbeit gezwungen. Beim exzentrischen Training arbeitet die Muskulatur aus ihrer maximalen Verlängerung heraus, sodass auch die Sehnenspindeln mit erfasst werden, wodurch der Bewegungsumfang des Muskels deutlich erweitert wird. Auf diese Weise entsteht eine Art Bremswirkung, die in umgekehrter Richtung zur konzentrischen Arbeit verläuft. Jede Form des exzentrischen Trainings ist dem konzentrischen überlegen.

Der Einstieg in die wiederholte und schnell umsetzbare Rückenstärkung beginnt schon morgens im Bett:

- *Rückenrodeo vor dem Aufstehen im Bett*
  Wir beginnen mit dem Rückenrodeo im Liegen morgens vor dem Aufstehen im Bett, was allerdings ein typisch konzentrisches Training ist, da die Rückenmuskulatur aus ihrer normalen Ausgangslänge heraus startet. Wiederholte dynamische Anspannung (sieben Wiederholungen) der unteren lumbalen Rückenmuskulatur, der Gesäßmuskeln einschließlich des Beckenbodens, danach eine kurze Pause. Es folgt eine isometrische Anspannung über sieben Sekunden, in der nicht dynamisch vorgegangen, sondern der Muskel in anhaltender Spannung gehalten wird. Über mehre Minuten, bis zu zehn Minuten, wechseln Sie zwischen dynamischen und isometrischen Einheiten, und es wird Ihnen warm werden im Bett.

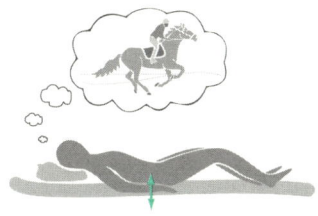

- *Rückentraining mit Imagination eines Morgenritts am Strand*
  Schließen Sie dabei die Augen und rufen Sie im Gedächtnis einen Morgenritt bei hellem Sonnenschein am Strand ab, synchronisieren Sie Ihr Rückentraining mit den Wellenbewegungen des Körpers auf dem galoppierenden Pferd.

- *Sie beenden das Rückentraining im Bett stets mit der Hocke im Liegen, um die Spannung nach der Übung wieder aus der Rückenmuskulatur zu nehmen.*
  In dieser Liegehocke ziehen Sie mit den Armen die Kniegelenke maximal an die Bauchwand heran und verlagern den Kopf maximal nach vorn zwischen die Kniegelenke. Versuchen Sie, aus dieser Haltung heraus wiederholt die rechte und die linke Kniescheibe zu »küssen« (siehe Abb. 58).

- *Der belebende Rückenrodeo an jeder roten Ampel im Auto*
  Auf dem Weg zur Arbeit nehmen Sie jeder roten Ampel ihren Wartestress. Im Gegenteil, Sie werden sich über jede Stoppphase freuen, weil in dieser Zeit der Rücken zu seinem Recht kommt. Weiter oben habe ich den Rückenrodeo vor der roten Ampel schon vorgestellt.

- *Im Sitzen gehen, im Gehen sitzen*
  Dieses Rückenspiel lässt sich leicht auf langer Fahrt im ICE umsetzen, denn wir verbinden hierbei das Rückentraining mit dem Verhalten der Füße beim Gehen. Spannen Sie Rücken und Beckenboden durch den Druck der Schulterblätter gegen die Lehne an, wobei sich die Lendenwirbelsäule leicht nach vorn bewegt, gleichzeitig drücken Sie beide Fußspitzen gegen den Boden. In der Entspannungsphase des Rückens ist Fersenbelastung angesagt. Hierbei trainieren wir aber nur die längs verlaufende Rückenmuskulatur.
  Praktizieren Sie diesen speziellen Rückenrodeo bei allen langen Sitzperioden, als Beifahrer im Auto, auf langen Zug- oder Flugreisen, wann immer Sie wollen und können. Rücken- und Beckenbodenanspannung erfolgen in dynamischer Form: zunächst in wenigen Sekunden, dann in Minuten, bis Sie schließlich mühelos eine Viertelstunde ohne Pause durchhalten können.

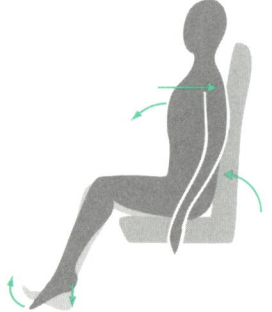

Allein durch diese spezielle Rückengymnastik entlasten Sie den Sitznerv Pudendus wesentlich. Gleichzeitig verstärken Sie die untere Rückenmuskulatur einschließlich Beckenboden nachhaltig.

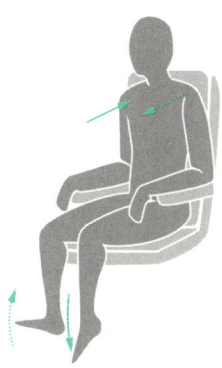

Der Mensch ist im Alltag ein Diagonalgeher, das entspricht dem dreidimensionalen Aufbau des Rückens im Sinne der Spirale. Dementsprechend gestalten wir das Training: Sie drücken mit der rechten Schulterblattregion gegen die Lehne, gleichzeitig Druck des linken Vorfußes gegen den Boden, danach Druck des linken Schulterblatts gegen die Lehne in Verbindung mit der rechten Spitzfußstellung. Hierbei trainieren wir den Rücken komplexer und erfassen neben den längs verlaufenden Muskeln auch die Rotatorenmuskeln mit ihrer dreidimensionalen Tiefenwirkung. Sie merken sofort, dass Sie in dieser Diagonaltechnik im Rücken mehr Kraft entwickeln können.

Das exzentrische Rückentrio vor der Wand
Vor einer Wand begeben Sie sich in die tiefe Hocke, beide Füße stehen parallel mit festen Fersenkontakt am Boden, die Kniegelenke sind scharnierartig nach vorn ausgerichtet.

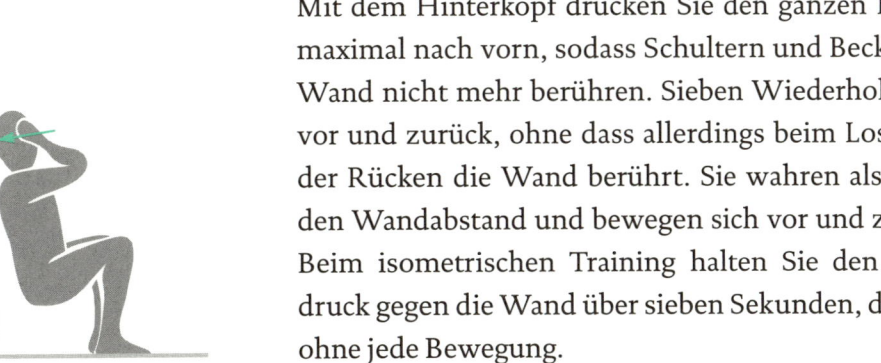

- *Die Kopfwippe zur Stärkung der Nackenmuskulatur*
  Mit dem Hinterkopf drücken Sie den ganzen Körper maximal nach vorn, sodass Schultern und Becken die Wand nicht mehr berühren. Sieben Wiederholungen vor und zurück, ohne dass allerdings beim Loslassen der Rücken die Wand berührt. Sie wahren also stets den Wandabstand und bewegen sich vor und zurück. Beim isometrischen Training halten Sie den Kopfdruck gegen die Wand über sieben Sekunden, diesmal ohne jede Bewegung.

- *Die Ellbogenwippe*
  In Schulterhöhe drücken beide Ellbogen gegen die Wand, sodass der Kopf und der gesamte Rücken mit Schultern und Becken keinen Wandkontakt mehr aufweisen. Sieben Mal dynamische Anspannung oder sieben Sekunden Isometrie. Insgesamt drei oder sieben Durchgänge à sieben Wiederholungen. Diese Übung ist nicht ganz leicht, vor allem bei bestehender Brustbeinbelastung. Sie gibt sehr gut Auskunft über Ihre aktuelle Rückenkraft.

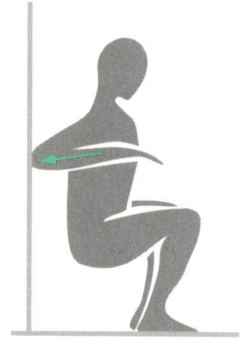

- *Die Beckenwippe*
  Fester Schulterkontakt mit der Wand, Kopf und Becken ohne Wandkontakt. Zur Anspannung der unteren lumbalen Rückenmuskulatur stellen Sie sich auf beide Fußspitzen, die Fersen angehoben, und Sie stellen sich vor, auf einem Sprungbrett nach oben springen zu wollen. Dabei bewegt sich der Körper leicht in senkrechter Position. Sieben Wiederholungen oder sieben Sekunden Isometrie.

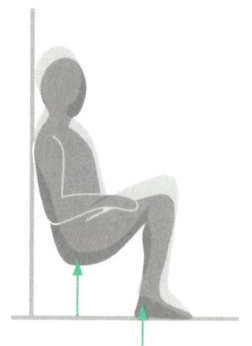

Zur absoluten Rückenentspannung folgt jetzt die Hocke in drei Variationen vor einer Wand. Die rückwärtige Abstützung ist besonders am Anfang sehr wichtig, weil die freie Hocke oft Schwierigkeiten bereitet. Denn die verkürzten Waden und die verkürzte Rückenmuskulatur verlagern den Körperschwerpunkt nach hinten, ein Sturz nach hinten ist die Folge. Hier hilft uns am Anfang die Wand als hintere Stütze:

- *Rückenentspannung in der einfachen Hocke vor der Wand.* Sie erreichen dabei die längs verlaufende Muskulatur. Der Rücken liegt fest an der Wand, jetzt umarmen Sie beide Kniegelenke, die Sie maximal an die Brustwand heranziehen, dabei verlagern Sie den Kopf zwischen die Kniegelenke.

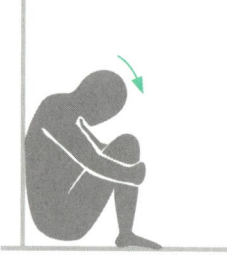

Wirksame Rückenstärkung bei langem Sitzen

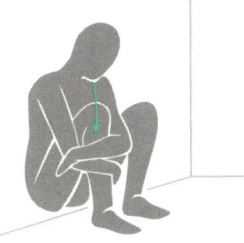

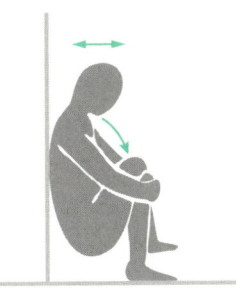

Wirksam wird ein Rückentraining nur durch kurze Wege in unserer Zeit ohne Zeit.
Das wirksame Rückentraining kombinieren Sie stets mit der Entspannungshocke, um die aufgebaute Anspannung des Rückens wieder auszugleichen. Typisch für dieses Rückentraining ist seine schnelle Machbarkeit, um die es mir bei allen Vorschlägen vorrangig geht, denn wir leben in einer Zeit ohne Zeit. Außerdem haben wir schließlich noch andere Interessen im Leben, als uns nur noch um unser individuelles Körpertraining zu kümmern.

- *Rückenentspannung in der dreidimensionalen Hocke.*
  Sie umarmen mit beiden Armen den rechten Unterschenkel und verlagern den Kopf an die Außenseite des rechten Kniegelenks. Jetzt ziehen Sie das rechte Knie intensiv an den Oberkörper heran. Wiederholung der Gegenseite.
- *Superentspannung des Rückens und des Beckenbodens.*
  Sie gehen vor der Wand in die Hocke, legen das rechte Bein über das linke und ziehen mit beiden Armen die überschlagenen Kniegelenke zusammen an die Bauchwand heran. Damit dehnen Sie nicht nur die längs verlaufenden Rückenmuskeln, Sie erreichen vor allem die Rotatoren des Gesäßes und Beckens, besonders aber den permanent verspannten Musculus piriformis (Birnenmuskel), der direkt über dem Ischiasnerv liegt und häufig die schmerzhafte Ischialgie verursacht. Wiederholung der Gegenseite. Beim dynamischen Stretching spannen Sie auch in dieser Haltung wiederholt die Beckenmuskulatur an.

Diese Dehnung ist nicht ganz leicht, sie stellt aber die intensivste Form der Rückendehnung dar und ist die Notlösung bei der schmerzhaften Ischialgie, die praktisch nur einseitig auftritt.

Sie können diese dreidimensionale Dehnung auch im Liegen durchführen. Schlagen Sie auch hier das rechte Bein über das linke und ziehen beide Kniegelenke maximal an die Bauchwand heran. Wiederholung der Gegenseite. Besonders bei Kniebeschwerden durch eine Arthrose oder bei Übergewicht ist die Hocke im Liegen eine wirksame Alternative.

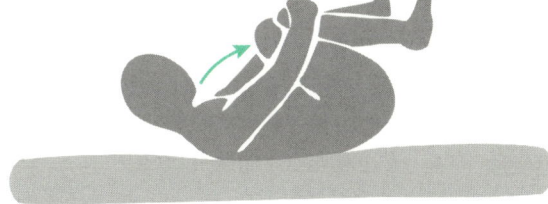

[98]

3. Richtiger Sport gegen Sitzstress

Aus Sicht der Beckenbodenbelastung muss vor allen übermäßigen Erschütterungssportarten gewarnt werden, diese Aussage gilt speziell für Frauen, weil hier der Beckenboden natürliche Lücken aufweist, die als Pforte auf dem Weg nach draußen für die Beckenorgane dienen können. Vor allem aber gilt es, den Pudendusnerv zu beachten, der den Beckenboden passieren muss und von innen durch das Valsalva-Manöver und von außen durch den Druck beim langen Sitzen, vor allem aber durch Erschütterungssportarten, geschädigt werden kann.

Dieser Pudendusnerv gibt, wie weiter oben schon erwähnt wurde, den Beckenorganen ihr »Gedächtnis«. Wird es allerdings durch Druckschädigungen eingebüßt, verlieren wichtige Zellen ihre notwendigen Informationen vom Gehirn, Fehlleistungen sind die Folge. Bei Männern leidet hierunter besonders die Prostata, bei den Frauen »verirren« sich die Gebärmutterzellen, die sich dann an anderen Organsystemen ansiedeln können, wie das bei der Endometriose der Fall ist.

Aus diesem Blickwinkel betrachtet, müssen auch die neuen Trendsportarten grundsätzlich anders bewertet werden. Wenn man sieht, mit welcher Vehemenz z. B. eine Skispringerin bei der Landung auf den Boden auftrifft, bedarf es nicht viel Fantasie, sich die großen Druckkräfte vorzustellen, die auf den Beckenboden einwirken. Hier braucht es das gesamte Kraftpotenzial des Rückens und der Beine, um die Landung ohne Sturz durchstehen zu können.

Wassersport schont den Beckenboden
Das ist natürlich beim Schwimmen im Wasser eine ganz andere Situation, denn das Wasser trägt und schützt den Schwimmer, bietet allerdings großen Widerstand, den es in unterschiedlichen Techniken in möglichst kurzer Zeit zu überwinden gilt.

Laufen im natürlichen Gelände, nicht auf hartem Asphalt
Waldläufe nannte man diese Bewegung früher, heute sind es die Cross-Läufe, die zu befürworten sind. Aber auch im Sommer lässt es sich so herrlich am Strand laufen und wandern. Und wenn Sie strandnahe unterwegs sind, ist der Sand leicht durchfeuchtet und bietet Ihnen einen regelrechten Trampolineffekt, denn im weichen und trockenen Sand kommt man kaum vorwärts, ganz nach der Devise: einen Schritt vorwärts, einen halben zurück.

Tägliches Tanzjogging auf dem häuslichen Minitrampolin
Mit dem weiter oben dargestellten Tanzjogging haben Sie die beste Laufstrecke direkt zu Hause, die Sie schnell umsetzen können und auf der es nie regnet oder schneit. Besonders der Beckenboden wird geschont, weil die schwingende Matte jede Erschütterung vermeidet, denn sie schwingt synchron zum Beinrhythmus.

Skilanglauf oder Schneeschuhwandern im Winter
Das sind die optimalen Wintersportarten, sei es in Diagonal- oder Skatingtechnik. Das Unfallrisiko ist im Gegensatz zum Abfahrtslauf relativ gering, und auch die Kosten halten sich in Grenzen. Jogging in den Bergen im Winter läuft optimal auf den langen Ziehwegen, wenn vorher eine Pistenmaschine den Schnee derart komprimiert hat, dass er einen idealen Trampolinboden hergibt. Achten Sie nur auf die Skifahrer, die oft übermüdet und unkontrolliert an Ihnen vorbeirasen.

Wandern ja, aber nur bergauf
Mit der Seilbahn geht es bergab, oder Sie gehen wiederholt rückwärts ins Tal, dabei dehnen Sie speziell die Waden-Achillessehnen. Der Rücken wird optimal belastet. Ein Wandern vorwärts bergab würde Sie ins Hohlkreuz

treiben, was bandscheibenbelastende Rückenbeschwerden verursacht.

Tennis besser auf Sand als in der Halle
Tennis ist ein Stop-and-go-Sport. Betreibt man ihn in der Halle, wird der belastete Fuß stärker abgebremst, die gesamte kinetische Energie muss vom Knie abgefangen werden. Entsprechend häufiger treten Gelenkschäden auf. Auf Sand wird die Energie durch das Rutschen auf der Unterlage durch Bewegung aufgebraucht, das schont die Gelenke, und entsprechend geringer fallen Verletzungen an.

Gymnastische Übungen in der Halle
Schwingende, fließende Gymnastik in der Halle ist zu empfehlen, besonders alle Turnübungen an Geräten. Aber reduzieren Sie starke Abgänge, verwenden Sie die dicksten Matten bei der Landung am Boden. Doch auch das Sprungverhalten beim Volleyball, Hallenhandball, Basketball ist zu beachten. Oft sind junge Mädchen und Frauen gefährdet, deren weibliche Statik ihre Kniegelenke häufig bei der Bodenlandung nach innen drängen, bedingt durch das breitere Becken. Hierdurch wird der äußere Kniestrecker (Musculus vastus lateralis) aktiviert, dessen tangentiale Kräfte dann leicht die Kniescheibe aus ihrem Gleitlager reißen können. Die traumatische Patellaluxation ist die Folge, die nach meiner Erfahrung als Gutachter in den letzten Jahren deutlich zugenommen hat. In der Klinik wird diese Verletzung oft viel zu schnell operiert.

Die Ursache dieser häufigen Kniescheibenverrenkung liegt im kindlichen Bewegungsverhalten. In ihrer kindlichen Entwicklungsphase spielen auch Mädchen nicht mehr genügend in Wald, Feld und Wiese, sondern eher an ihren Spielcomputern. Dieser Bewegungsmangel erschwert die Formgebung im Knie für das Bewegungsspiel der Kniescheibe, sodass das Gleitlager zu flach ausfällt. In der Pubertät erweitert sich das Becken deutlich, wodurch der Vastus-lateralis-Muskel mehr von außen an die Kniescheibe kommt. Schon eine leichte Distorsion bei der Sprunglandung genügt, und die Kniescheibenluxation tritt in Erscheinung. Die Jungen sind weniger gefährdet, weil ihre Beinstatik eher zur Varusstellung (O-Bein) tendiert.

Radfahren in allen Variationen
Auch Radfahren ist zu empfehlen. Aber achten Sie auf den richtigen Sattel, der möglichst optimal gefedert ausgerichtet sein sollte und die beiden Sitzbeinhöcker gut abstützen und führen muss. Vermeiden Sie die tiefen Lenker, da diese die schädliche Überstreckung des Kopfs in der Halswirbelsäule provozieren. Weichen Sie stattdessen auf einen Holland-Lenker aus, der den Oberkörper aufrichtet. Das erhöht zwar den Luftwiderstand, aber in der Freizeit spielt das keine Rolle, Sie stehen ja nicht im Wettbewerb.

4. Das »Anti-Valsalva-Pressing-System«

Das Verhalten des Menschen in Industrieländern bei seinem täglichen Toilettenbesuch ist als skandalös zu bezeichnen, denn die Breite der hierdurch entstandenen Erkrankungen ist endlos, sodass in jeder Toilette eigentlich der Hinweis hängen sollte: »Vorsicht Lebensgefahr«, wie er auf jedem militärischen Übungsgelände zu finden ist. Dabei ist das Risiko, das wir bei unserem Toilettengang täglich eingehen, als wesentlich höher einzustufen als auf einem Schießplatz. Durch den Einstieg auf die komfortable Sitztoilette sind, ich habe schon darauf hingewiesen, der Menschheit zwei Kardinalfehler unterlaufen:

- Mit der aufrechten Sitzhaltung entfiel die Kompression beider Oberschenkel gegen den Dickdarm, sodass der Entleerungsdruck auf den Darminhalt aufgehoben wurde. Dieser Vorgang ist vergleichbar mit einer Zahnpastatube, die auch nur durch den äußeren Druck zwischen Daumen und Zeigefinger entleert werden kann.
- In der aufrechten Sitzhaltung ist außerdem der untere Schließmechanismus mit dem Puborektalmuskel geschlossen, der aber in der Hockstellung sofort auf seinen Entspannungsmodus umschaltet. Beim Vergleich mit der Zahnpasta versuchen Sie, mit verschlossener Kappe den Inhalt mit Fingerdruck nach außen zu bringen, was die Hand kaum leisten kann.

Die naturrichtige Hocke ist für viele unter uns eine echte Herausforderung. Ich weiß, wovon ich rede, denn seit mehr als 30 Jahren arbeite ich auf meinen Seminaren mit der vorbildlichen Saigonhocke, und es ist nicht immer ganz leicht, mit Übergewicht und Kniebeschwerden in diese Kauer-Power-Position abzutauchen. Lesen Sie sorgfältig die Hinweise, die ich im Abschnitt Hocke hierüber gemacht habe, aber lassen Sie sich nicht entmutigen.

> Bei unserem täglichen Toilettengang sind wir auf das ergänzende Valsalva-Pressing aus dem Kopf heraus angewiesen, weil die Dickdarmkompression mit beiden Oberschenkeln nicht mehr stattfindet. Gleichzeitig müssen wir den angespannten Puborektalmuskel überwinden, der nur in der naturrichtigen Hocke vollkommen entspannt ist.

Aufruf: Technikanpassung – richtig in Maß und Dosierung

Wir sitzen zu lang und schädigen das Herz-Kreislauf-System.

Über das »tödliche Quartett« (Adipositas, Fettstoffwechselstörungen, Bluthochdruck, Typ-II-Diabetes) droht uns nicht selten der Herzinfarkt oder der Schlaganfall.

Wir sitzen verkehrt und leiden unter Rückenschmerzen.

Wir sind weder in der Energiespeicherposition der Hocke tätig noch in der Energieabgabeposition der Körperstreckung, sondern in einer Mittelstellung zwischen Baum und Borke und leiden ständig unter Rückenschmerzen. Dieser Zustand ist vergleichbar mit der Morgendämmerung zwischen der dunklen Nacht und dem hellen Tag, einem Zwielicht, das uns nicht richtig die Augen öffnet, sodass wir die Realität nur noch verzerrt wahrnehmen können.

Wir arbeiten an unseren Computerarbeitsplätzen verkehrt ohne Gegenschwung.

Damit sind wir betont zielorientiert ausgerichtet und haben den energiefördernden Gegenschwung aus den Armen und Beinen vertrieben. Erkrankungen des Stütz-

und Bewegungsapparats sind die Folge. Besonders die Arme und Hände leiden an Kompressionssyndromen, wobei das Karpaltunnelsyndrom inzwischen zur häufigsten Berufskrankheit entartet ist.

Wir arbeiten verkehrt in der europäischen Krampfhocke am Boden, auf allen Baustellen, im Haushalt und im Garten.

Damit setzen wir den Rücken zusätzlich unter Druck, drehen die Kniegelenke unter hohem Körperdruck nach außen, was sie als Scharniergelenke nicht leisten können, und zerstören besonders den Innenmeniskus, sodass schon bei Gelegenheitsvorgängen (einfache Körperdrehung) ein Meniskusriss eintreten kann, der nicht selten den Beginn einer schmerzhaften Kniearthrose darstellt.

Wir sitzen verkehrt auf der Toilette und leiden unter Verstopfungen.

Wie auf dem Arbeitsstuhl sitzen wir auch auf der Toilette mit weit geöffneten Hüftgelenken. Damit fehlt der Entleerungsdruck der Oberschenkel gegen die Bauchwand, und wir leiden an einer chronischen Verstopfung, sodass wir die »gute Küche« nicht mehr loswerden können. Wir pressen blutdrucksteigernd »aus dem Kopf heraus« (Valsalva-Manöver) und schädigen durch die Drucksteigerung des Beckenbodens unseren wichtigen Schamnerv (Nervus pudendus), der die Gesundheit der Blase, der Prostata, des absteigenden Dickdarms sowie der weiblichen und der männlichen Geschlechtsorgane entscheidend steuert. Gleichzeitig setzen wir den Schamnerv durch langes Sitzen auf harten Unterlagen unter Druck, sodass er regelrecht von zwei Seiten in die Zange genommen wird.

Wir gehen und laufen verkehrt: zielorientiert und ohne Gegenschwung.

Damit greifen wir bei der Bewegung nur noch auf das Potenzial der Muskeln zurück, die viel Sauerstoff benötigen, der bei hoher Belastung jedoch nicht vorhanden ist. Wir nutzen kaum noch den unerschöpflichen Katapulteffekt der Sehnen, der praktisch ohne Sauerstoff auskommt, weil er von dem hohen Potenzial der elastischen Fasern lebt. Der Bewegung stehen zudem die Absatzschuhe im Weg, die den Menschen zum absatzbetonten Vorfußläufer gemacht haben. Hierdurch wird insbesondere die starke Achillessehne in ihrem Bewegungseinsatz blockiert, weil der fersenbetonte Gegenschwung bei der vorderen Fußlandung unterlaufen wird.

Wir haben unsere Pausenkultur verloren.

Wir leben im Zeitalter ständiger Beschleunigung. Spätestens mit der Gleichstellung von Zeit und Geld ist unsere alte Pausenkultur verloren gegangen. Die alte Meditationskultur, wie sie die antiken Kirchenväter um Augustinus herum noch gelebt haben, ist im Abendland längst in der Vergessenheit versunken, die neuen Entspannungsstrategien müssen in Asien verwurzelt sein, wenn sie als »Yoga-Philosophie« bei der jüngeren Generation Anerkennung finden wollen. Die neue Antwort liefert die Vagus-Meditation, sie ist neurophysiologisch begründet und damit ohne weltanschauliche Prägung.

Im täglichen Stressalltag bei hoher beruflicher Belastung vergessen wir unsere Entspannungsübungen.

Bei hoch konzentrierter Arbeit denken wir nicht an unseren belasteten Rücken, wir werden erst dann aufmerksam, wenn Schmerzen in den Vordergrund treten. Dann aber ist es meistens schon zu spät. Die täglichen Entspannungsepisoden in regelmäßiger Folge leben von der Leuchtkraft der Rituale, die nicht übergangen werden können. Der Mensch braucht nämlich immer etwas, zu dem er aufschauen kann, das größer ist als er selbst, er ist grundlegend auf den hohen Memoryeffekt der Rituale angewiesen.

Durch den hohen Erinnerungswert der Rituale werden Menschen aller Berufsstände in die Lage versetzt, ein hoch wirksames Gesundheitstraining mit großer Nachhaltigkeit ein Leben lang durchführen zu können. Im Sinne der Verhältnisprävention hole ich die Menschen da ab, wo sie im Alltag gebunden sind, am Arbeitsplatz, zu Hause und auf Reisen. Dabei wirken Bett, Stuhl, Wand, Treppe und andere alltägliche Gegenstände als Trainingspartner, sodass teure Sportgeräte gar nicht nötig sind. Durch ständigen Wechsel fallen die einzelnen Übungen relativ kurz aus, sieht man einmal von dem täglichen Bewegungsausgleich über 30 Minuten auf dem häuslichen Minitrampolin ab. Die einzelnen Übungen sind derart moderat ausgerichtet, dass Überforderungen vermieden werden. Und das Beste ist: Bald werden Sie mit einem neuen körperlichen Wachstum belohnt. Ich bin mir sicher, dass Sie innerlich bald für dieses Entspannungsprogramm brennen. Vielleicht nicht in jedem Fall aufgrund des puren Lustgewinns, sicherlich aber durch jene besondere Form der Begeisterung, die jederzeit auch auf Ihre Freunde und Bekannten überspringen kann.

Literatur und Studien

Literatur

Becker, W./Krahl, H.: *Die Tendopathien*, Stuttgart 1978, Thieme
Blech, J.: *Bewegung*, Frankfurt 2007, Fischer
Blüchel, K. G.: *Bionik*, München 2006, Goldmann
Blüchel, K. G./Malik, F.: *Faszination Bionik*, München - St. Gallen 2006, Bionik Media GmbH München und Managementzentrum St. Gallen
Blüchel, K. G./Nachtigall, W.: *Bionik*, Stuttgart-München 2000, Deutsche Verlagsanstalt
Boeckh-Behrens, W.-U./ Buskies, W.: *Gesundheitsorientiertes Fitnesstraining*, Lüneburg 2002, Wehdemeier und Pusch
Brügger, A.: *Die Erkrankungen des Bewegungsapparates und seines Nervensystems*, Stuttgart 1980, Fischer
Chang-Lin Zhang: *Der unsichtbare Regenbogen und die unhörbare Musik*, Halle 2007, Monarda
Cooper, K. H.: *Bewegungstraining ohne Angst*, München/Wien/Zürich 1986, BLV
Csikszentmihalyi, M.: *Das Flow-Erlebnis*, Stuttgart 1985, Klett-Cotta
Döll, M.: *Entzündungen, die heimlichen Killer*, München 2005, Herbig
Dürr, H. P./Oesterreicher, M.: *Wir erleben mehr als wir begreifen*, Freiburg 2007, Herder
Eickhoff, H.: *Himmelsthron und Schaukelstuhl, die Geschichte des Sitzens*, München 1993, Hanser
Ekstrand, I.: *Senkung der Verletzungshäufigkeit an Muskel- und Muskelansätzen unter Anwendung der Stretchingmethoden*, in Sölveborn (s. dort)
Hagen, P. T.: *Mayo Clinic – Das Handbuch zur Selbsthilfe*, München 2002, Medeus
Hebb, D.: *The organisation of behavior*, Mahwah, N. J. 2002, Erlbaum
Heitzer, J.: *Spiralen*, Leipzig 1998, Klett
Hollmann, W./Hettinger, Th.: *Sportmedizin. Arbeits- und Trainingsgrundlagen*, Stuttgart 1990, Schattauer
Ingelmark, B. E./Ekholm, R.: *A study on Variations in the Thickness of Articular Cartilage in Association with Rest and Periodical Load*, Uppsala 53, 1948, 61
Isbet, J.: *Die Natur weiß es am besten*, Aachen 2009, Shaker Media
Israel et al.: *Die Trainierbarkeit in späteren Lebensabschnitten*, Medizin und Sport 22, 1982, 90–93
Janda, V.: *Manuelle Muskelfunktionsdiagnostik*, Berlin 1994, Ullstein Mosby
Kendall, F. P.: *Muskeln, Funktionen und Test*, Stuttgart 1988, Fischer
Myers, T.: *Anatomy Trains – Myofasziale Leitbahnen*, München 2010, Elsevier
Neer, C. S.: *Impingement lesions*, Clin. Orthop. 173, 1983, 70–77
Nigst, H./Buck-Gramckow, D./Millesi, H.: *Handchirurgie*, Stuttgart 1981, Thieme
Prometheus: *Lernatlas der Anatomie: Allgemeine Anatomie und Bewegungssystem*, Stuttgart 2005, Thieme
Purce, J.: *Die Spirale – Symbol der Seelenreise*, München 1988, Kösel
Ricklin, P./Rüttimann, A./Del Buono, M. S.: *Die Meniskusläsion*, Stuttgart 1974, Thieme
Schauberger, V.: *Unsere sinnlose Arbeit*, Bad Ischl 2001, Schauberger
Schettler, G./Mörl, H.: *Der Mensch ist so jung wie seine Gefäße*, München 1991, Piper

Schleip, R.: *Faszien-Fitness*, München 2015, Riva

Schnack, G./Elstner, F.: *Bonusjahre*, München 2017, Piper

Schnack, G.: *Das Wunder der Entspannungshocke*, Freiburg 2016, Herder

Schnack, G.: *Der Große Ruhe-Nerv*, Freiburg 2014, Kreuz

Schnack, G.: *FaszienJogging*, Freiburg 2016, Herder

Servan-Schreiber, D.: *Die neue Medizin der Emotionen*, München 2006, Goldmann

Silbernagl, S./Despopoulos, A.: *Taschenbuch der Physiologie*, Stuttgart 1989, Thieme

Sobotta-Becher, J.: *Anatomie des Menschen*, München-Berlin 1962, Urban u. Schwarzenberg

Sölveborn, S. A.: *Das Buch vom Stretching – Beweglichkeitstraining durch Dehnen und Strecken*, München 1983, Mosaik

Tittel, K.: *Beschreibende und funktionelle Anatomie des Menschen*, Jena 1990, Fischer

Weineck, J.: *Sportbiologie*, Erlangen 1988, Perimed

Wirhed, R.: *Sport Anatomie und Bewegungslehre*, Stuttgart 1988, Schattauer

Studien

Amas Höhenstudie, Innsbruck 2000:
Die Studie zeigt, dass ein richtiges Timing beim Höhentraining eine hohe Wirkung in der Herz-Kreislauf-Prävention bewirken kann.

Boutellier, Urs: *Physiologie des Menschen*, 2007, 928–952:
Es wird gezeigt, dass Bewegungsmangel heute als größtes Gesundheitsrisiko – sogar höher als Rauchen und Übergewicht – eingestuft werden kann. Begründet durch die Tatsache, dass Bewegungsmangel oft mit Übergewicht, hohem Blutdruck, Typ-II-Diabetes und Fettstoffwechselstörungen kombiniert ist.
Mit regelmäßiger körperlicher Aktivität kann man das Übergewicht um 100 Prozent, den Bluthochdruck um 30 Prozent und das Typ-II-Diabetes- und Herzinfarktrisiko um 50 Prozent verringern.

Burkitt, D. P.: *Hiatus hernia – is it preventable?*, American Journal of Clinical Nutrition, 03/1981.

Castillo-Richmond, A. et al., Universität Fairfield, Indiana in Kooperation mit Universität L. A./California (Stroke 31, 2000, 568).
Die Autoren konnten zeigen, dass Meditation in der Lage ist, Gefäßverkalkungen in den Arterien zurückzubilden. Über sieben Monate untersuchten sie in zwei Gruppen Testpersonen, die unter Bluthochdruck bei bestehender Arteriosklerose litten. Danach verglichen sie die Meditationsgruppe mit einer Kontrollgruppe, die ein Gesundheitsvorsorgetraining in Verbindung mit gesunder Ernährung durchgeführt hatte. Die Messung erfolgte durch Ultraschall an der Kopfschlagader durch die Kontrolle der Intimadicke (die Intima ist die Innenwand der Schlagader). Nach sechs Monaten zeigte sich ein signifikanter Vorteil der Meditationsgruppe: Verringerung der Intimadicke um 0,1 mm in der Meditationsgruppe und Zunahme der Verdickung um 0,05 mm in der Kontrollgruppe.
Eine Verringerung der Gefäßwanddicke in dieser Größenordnung mindert das Risiko für Herz-Kreislauf-Erkrankungen: vermindertes Herzinfarktrisiko von 11 Prozent, vermindertes Schlaganfallrisiko von 15 Prozent. Der Effekt der Meditation ist auf die Beruhigung eines überaktiven sympathischen Nervensystems zurückzuführen.

Clark et al.: *Meta-Analysis: secondary prevention programs for patients with coronary artery disease.* Ann Intern Med. 143 (2005), 659–672 (1. Meta-Analyse).
In Daten aus 63 Studien mit 21 295 Patienten, die an koronarer Herzkrankheit leiden, konnte eine Reduktion der Gesamtsterblichkeit dokumentiert werden.

Framingham-Megastudie:
Die umfangreichste Herz-Kreislauf-Studie der Welt belegt seit 1948 an 15 000 Personen
– die Wirksamkeit der Bewegung bei der Prävention,
– die Schutzwirkung des »guten« HDL-Cholesterins bei der Prävention von Herz-Kreislauf-Erkrankungen,
– die Gefährlichkeit von Entzündungen bei der Entstehung von Gefäßschäden,
– das erhöhte Risiko von Herz-Kreislauf-Erkrankungen bei Frauen in der Menopause.

Fuhashiro et al., 2006, konnten nachweisen, dass schnelle dynamische Dehnungen der Faszien dann besonders wirksam sind, wenn sie mit einleitenden Gegenbewegungen kombiniert werden.

Fries, J. F., Stanford University Kalifornien: *Cardiovascular Risk Profile Earlier in Life and Medicare Costs in the last Year of Life* Arch. Intern. Med. 2005, 165,1028–1034.
Diese seit 1984 durchgeführte Langzeitstudie an 500 Menschen, die damals über 50 Jahre alt waren und mehrfach in der Woche joggten, hat bestätigt, was durch Megastudien weltweit seit Langem belegt ist: Durch regelmäßiges Ausdauertraining im aeroben Bereich kann das Altern hinausgezögert werden, und zwar ein Leben lang. Die Forscher um James F. Fries kamen zu der Endaussage: »Sport nützt der Gesundheit mehr, als wir dachten.«

Goleman, D./Schwarz, G. (1976): *Meditation as an intervention in stress reactivity.* Journal of Consulting and Clinical Psychology, 44, 456–466.

Gordon et al.: *Exercise and mild essential hypertension. Recommendation for adults.* Sports Medicine 1990; 10, 390–404.
Die Autoren empfehlen bei Bluthochdruck ein gemäßigtes Training zwischen 60–80 Prozent der maximalen Herzfrequenz, denn nach ihrer Aussage wirkt nur ein aerobes Training blutdrucksenkend.

Hambrecht, R./Walther, C: *Endotheliale Dysfunktion bei kardiovaskulären Erkrankungen: Einfluss von körperlicher Aktivität.* Deutsche Zeitschrift für Sportmedizin, Jahrgang 52, Nr. 6 (2001).
Körperliche Aktivität mindert die Dysfunktion des Endothels (der Zellmembran, mit der die Arterien ausgekleidet sind) durch eine Steigerung des L-Arginin-Stickstoffmonoxid-Stoffwechsels. Dies erfolgt durch die Abnahme des Gefäßwiderstands bei gleichzeitiger Einschränkung der Verklumpung der Blutplättchen. Ferner nimmt die Bereitschaft der weißen Blutkörperchen ab, sich an die Gefäßinnenwände anzuheften.
18 Männer im Anfangsstadium peripherer Durchblutungsstörungen (Schaufensterkrankheit) joggten vier Wochen lang täglich auf dem Laufband. Die Zahl der zirkulierenden Stammzellen verdreifachte sich. Diese Zellerneuerer machten sich auf den Weg, die erkrankten Blutgefäße von innen zu regenerieren.

Havard School of Public Health: Medizinische Praxis Wissenschaft 03/07
In einer Megastudie an 23 681 Griechen zwischen 20 und 86 Jahren konnten Forscher der Universität Athen die Wirkung der medita-

tiven Siesta am Mittag belegen und nachweisen, dass hierdurch das Sterblichkeitsrisiko für Herz-Kreislauferkrankungen um 37 Prozent gesenkt werden konnte.

Henry, M. M./Swash, M.: *Coloproctology and the pelvic floor*, Butterworths London, 1985, 145, 147, 301.

Hollmann W. et al.: *Lactatdiagnostik*. Medizintechnik (1985), 105, 254–162.
Die Autoren fanden als optimalen Wirkungsgrad der Atmung den Punkt, bei dem mit einem Minimum an Atmungsaufwand ein Maximum an Sauerstoff aufgenommen wird; es handelt sich dabei um die »aerobe Dauerleistungsgrenze«. Das ist die Belastungsintensität, die ohne Inspruchnahme anaerober, laktazider Prozesse (also ohne Sauerstoffmangel) bewältigt werden kann, sodass ein Milchsäureanstieg im Blut vermieden wird.

Hollmann W./Gyárfás I.: *Gesundheit und körperliche Aktivität (WHO und FIMS)*, Dt. Ärzteblatt 91 (50) (1994), 3511–3512.
Auf einer gemeinsamen Tagung der Weltgesundheitsorganisation (WHO) und des Weltverbands für Sportmedizin (FIMS) in Deutschland 1994 wurde Bewegungsmangel an die Spitze aller Risikofaktoren für die Gesundheit gestellt.

Hornibrook, F. A.: *The Culture of the Abdomen*, Garden City, N. Y.: Doubleday, Doran Co., Inc., 1933, 75–78.

Hugh, T. J./Hugh, T. B.: *Appendicectomy – becoming a rare event?* Medical Journal of Australia, 2001.

Jolliffe et al.: *Exercise-based rehabilitation for coronary heart disease* (Cochrane review) (2. Meta-Analyse).
In 40 Studien bei 8440 Patienten mit koronarer Herzerkrankung konnte die Gesamtsterblichkeit durch körperliche Aktivität um 27 Prozent gesenkt, die kardiale Sterblichkeit um 31 Prozent reduziert werden.

Jacobs E. J./White, E.: *Constipation, laxative use and colon cancer among middle-aged adults*. Epidemiology, 4,: 385–91, 1998.

Kaprio, J./Jujala, U. M./, Koskenvua, M./Sarna, S.: *Physical activity and other risk factors in male twin-pairs discordant for coronary heart disease*. Atheriosclerosis 150 (2000), 193–200.
In einer finnischen Zwillingsstudie mit Personen gleichen Erbguts wurde zwischen dem 25. und 64. Lebensjahr eine Reduzierung von Herz-Kreislauf-Erkrankungen um 43 Prozent beobachtet, wenn mehr als sechsmal pro Monat Sport getrieben wurde.

Kindermann et al.: *The significance of aerobic-anaerobic transition for the determination of work load intensities during endurance training*. Eur J App. Physiol 1979, 42, 25–34.
Die Autoren fanden an der aeroben Dauerleistungsgrenze einen ersten Lactatanstieg auf ca. 2 mmol/l (aerobe Schwelle). In der Regel erfolgt an diesem Punkt die Umschaltung der Nasen- auf die Mundatmung. Sie hielten diese Arbeitsbelastung ausreichend für ein Training zur Prävention und Rehabilitation.

King, J. E.: *Mayo Clinic on Digestive Health*, Mayo Clinic, Rochester, MN 2000, 128

Kubo et al.: J Appl Physiol 90 (2001) 511–519 und J Physiol 538 (2002) 219–226.

Die Autoren konnten zeigen, dass durch Dehnen die viskoelastischen (das elastische Fließverhalten betreffenden) Fähigkeiten gesteigert werden und bereits einmaliges Stretchen die Sehnensteifigkeit vorübergehend vermindert. In einer Langzeitstudie zeigte sich nach einem achtwöchigen Übungsprogramm mit zwei Stretchingeinheiten pro Tag eine signifikant verbesserte Compliance (Einstellungsbereitschaft) der Sehne.

Kran & Dawson, 1998, konnten durch Bewegungsanalysen beweisen, dass durch die Längenerweiterung der Sehnen über den Katapultmechanismus die hier gespeicherte potenzielle Lageenergie in Bewegung umgesetzt werden kann. Hierdurch können die beachtlichen Sprungleistungen der Gazellen erklärt werden.

Lazar, S. W./Busch G./Gollub, R. L./Fricchione, G. I./Khalsa, G./Benson, H.: *Functional brain mapping of the relaxation response and meditation.* NeuroReport, 11, 1581–1585, 2000.

Lazar, S. W./Kerr, C./Wasserman, R. H./Gray, J. R./Greve, D./Treadway, M. T./McGarvey, M./Quinn, B. T./Dusek, J. A./Benson, H./Rauch, S. L./Moore, C. I./Fischl, B.: *Meditation experience is associated with increased cortical thickness.* NeuroReport, 2005, 16, 1893–1897.

Lazar, S. W./Benson, H.: *Function brain imaging and meditation.* In: Complementary and Alternative Medicine in Rehabilitation. Leskowitz E. (ed.), St. Louis: Elsevier Health Sciences, 2002.

Mc Even, Bruce, 2014, Sleep Medicine: *Sleep and chronic stress: new directions for allostatic load research.*

Montgomery Scott, M./Pounder, R. E./Walkefield, A.: *Infant mortality and the incidence of inflammatory bowel disease.* The Lancet, Ausg. 349, Nr. 9050, 1997.

Myers J. et al.: *Exercise capacity and mortality among men referred for exercise testing.* N Engl J Med. 346 (2002), 793–801. (3. Meta-Analyse).
In dieser Studie konnte nachgewiesen werden, dass mit der Verbesserung der maximalen Sauerstoffaufnahmefähigkeit die Sterblichkeit bei Herzkranken abnimmt.

Paffenbarger, R. S./Wing, A. L./Hyde, R. T.: *Physical activity as an index of heart attack risk in college alumni.* Am J Epidemiol 108 (1978), 161–175.
Das Risiko der Herzinfarktentstehung jenseits des 40. Lebensjahres sinkt um 40–50 Prozent bei mehrfach durchgeführten aeroben dynamischen Aktivitäten, die einen wöchentlichen Mehrumsatz von ca. 2000 kcal bedingen. Ferner wurde festgestellt, dass bei regelmäßiger körperlicher Aktivität bei 72 488 Krankenschwestern zwischen 40 und 65 Jahren in einem Zeitraum von acht Jahren die Herz-Kreislauf-Erkrankungen sich um 37 Prozent reduzierten. Wurde ein tägliches 2-Meilen-Walking absolviert (das entspricht 3,2 Kilometern), so sank bei 707 untersuchten gesunden männlichen Nichtrauchern die Gesamtsterblichkeit um ca. 50 Prozent.

Petruson B./Bjurö T.: *The importance of nose-breathing for the systolic blood pressure rise during exercise.* Acta otolaryngol (Stockholm) 1990, 109, 461–466.
Diese Studie hat ergeben, dass bei nasaler Atmung der systolische Blutdruck unter Belastung um 13 mm/HG weniger anstieg.

Roberts, R. O./Lieber, M. M./Bostwick, D. G./Jacobsen, S. J.: *A review of clinical and pathological prostatitis syndromes.* Urology 49, 1997.

Russel, J. G. B.: *Moulding of the pelvic outlet.* Journal of Obstetrics and Gynaecology of the British Commonwealth, 1969.

Sawicki et al., 2009: Diese Studie besagt, dass die kinetische Speicherenergie der menschlichen Beinfaszien denen von Gazellen in nichts nachsteht.

Schnorr, R. P./Ludwig, M., Sportmediziner der Sportklinik Zürich: *Leistungstest Minitrampolin in »Sprechstunde Dr. Stutz«.*

Resümee: in der Ausdauerbelastung ist das Minitrampolin genauso effektiv wie Jogging.

Schulz, J. A.: *Assessing and treating pelvic organ prolapse.* Ostomy Wound Management 2001.

Sikirov, B. A.: *Mangement of Hemorrhoids: A new approach,* Israel Journal of Medical Sciences, 1087, 23, 284–286.

Sikirov, B. A.: *Etiology and pathogenesis of diverticulosis coli: a new approach*, Medical Hypotheses, 05/1988, 26(1), 17–20.

Sontag, S. J.: *Defining GERD*, Yale Journal of Biology and Medicine 1999, www.ncbi.nlm.nih.gov/pmc/articles/PMC2579007.

Staubesand et al., 1997: Diese Studie zeigt, dass beim Fehlen von dynamischen Dehnungsbelastungen die geordnete Netzstruktur der Kollagenfasern durch altersbedingte Schonhaltung in planlose Muster verfällt, die sog. Adhäsionen und Verklebungen auslösen.

Tak, Paul-Peter, Akademisch-Medizinisches Zentrum Uni Amsterdam

Huerta, Pato, The Feinstein Institute for Medical Research, Manhasset, USA

Olofsson, Peder, Karolinksa Institut, Stockholm, Schweden
Diese drei Autoren zeigen, dass der Vagusnerv so gut wie jedes Organ erreicht und seine Stimulation einen potenziellen Ansatzpunkt zur Behandlung von Autoimmunerkrankungen (speziell bei chronischen Gelenkentzündungen der rheumatischen Arthritis und beim Morbus Crohn) darstellt.

Temple, N. J./Burkitt, D. P.: *The war on cancer – failure of therapy and research: discussion paper,* Journal of the Royal Society of Medicin, 1991.

Wallace, R. K./Benson, H./Wilson, A. F. (1971): *A wakeful hypometabolic state.* American Journal of Physiology, 221, 795–799.

Werk, B.: *Vergleichende Evaluation sympathikolytischer Muskelübungen anhand psychometrischer und physiologischer Variablen – Eine Wirksamkeitsstudie zur Vagusmeditation nach Schnack.* Uni Lüneburg, https://www.researchgate.net/publication/309908954.

Witvrouw, E. et al.: *Stretching and injury prevention,* Sports Med 34 (2004), 443–449.
Die Autoren konnten nachweisen, dass durch Stretching die Viskosität (das elastische Fließverhalten) der Sehne nachhaltig beeinflusst werden kann, sodass die Sehne anpassungsfähiger wird.

Gesundheit und Wohlbefinden durch Beweglichkeit, kraftvolle Ausdauer und Tiefenentspannung

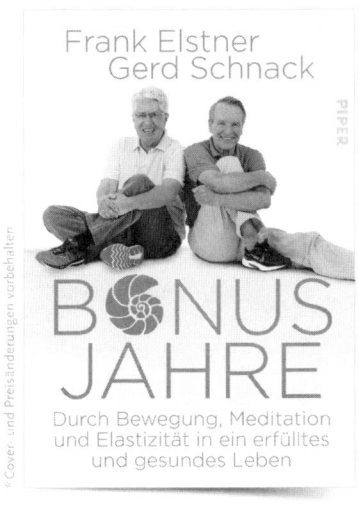

Frank Elstner /
Gerd Schnack
Bonusjahre
Durch Bewegung, Meditation
und Elastizität in ein erfülltes und
gesundes Leben

Piper, 256 Seiten
€ 20,00 [D], € 20,60 [A]*
ISBN 978-3-492-05836-0

Frank Elstner und der Mediziner Prof. Dr. Gerd Schnack präsentieren in diesem Buch ihr Konzept für ein gesundes, langes und erfülltes Leben im Einklang mit den Prinzipien der Natur: Durch einfache und kurze Übungen für jeden Tag – ob zu Hause, unterwegs oder im Büro – aktivieren wir das Herz-Kreislauf-System, Muskeln, Faszien und Gelenke. So verleihen wir unserem Leben Dynamik und die notwendige Gelassenheit im Stressalltag.

Leseproben, E-Books und mehr unter www.piper.de